MARIA HOLL

Reizdarmsyndrom lindern

Mit der Maria-Holl-Methode (MHM)
Der ganzheitliche Ansatz

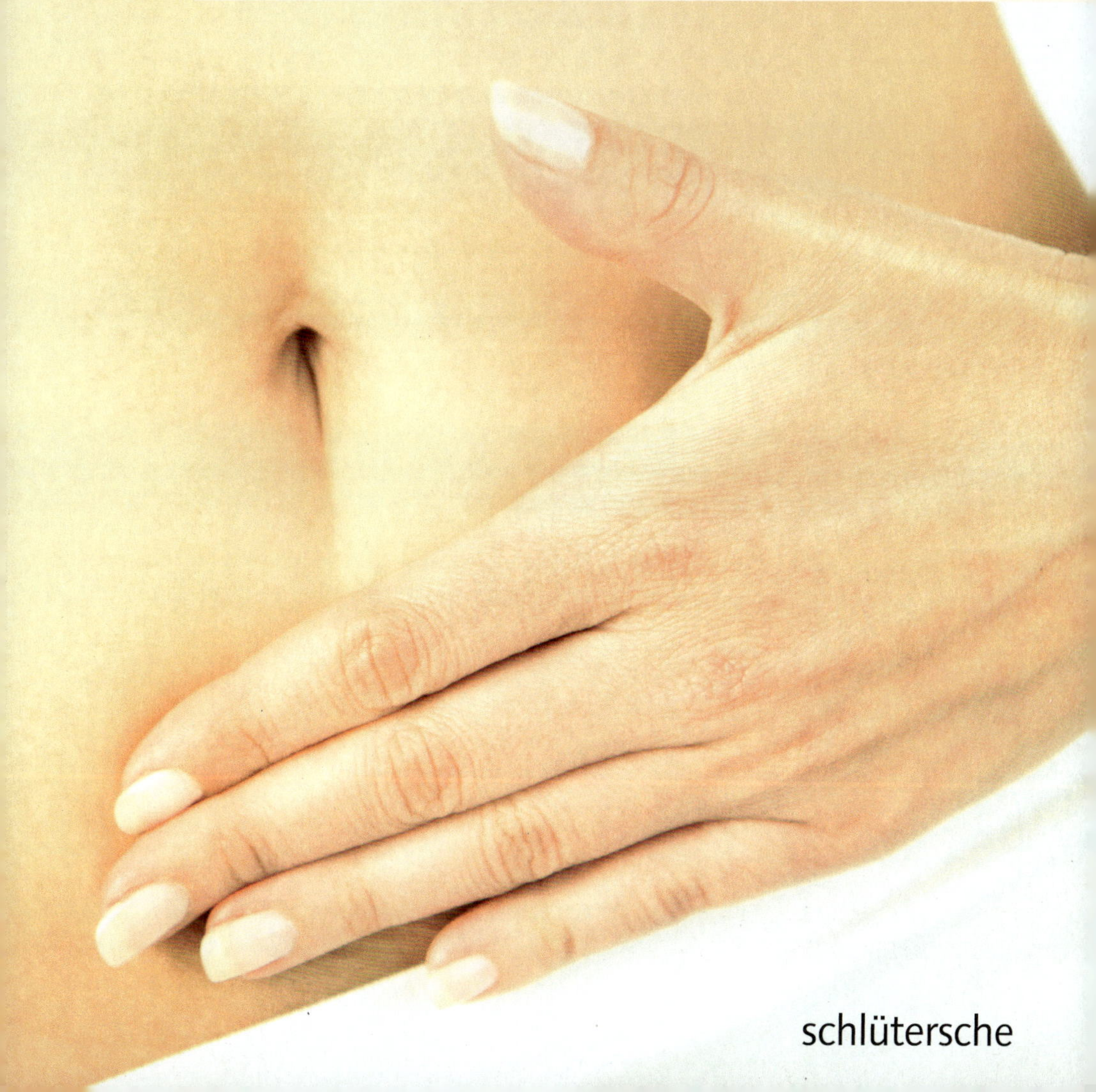

schlütersche

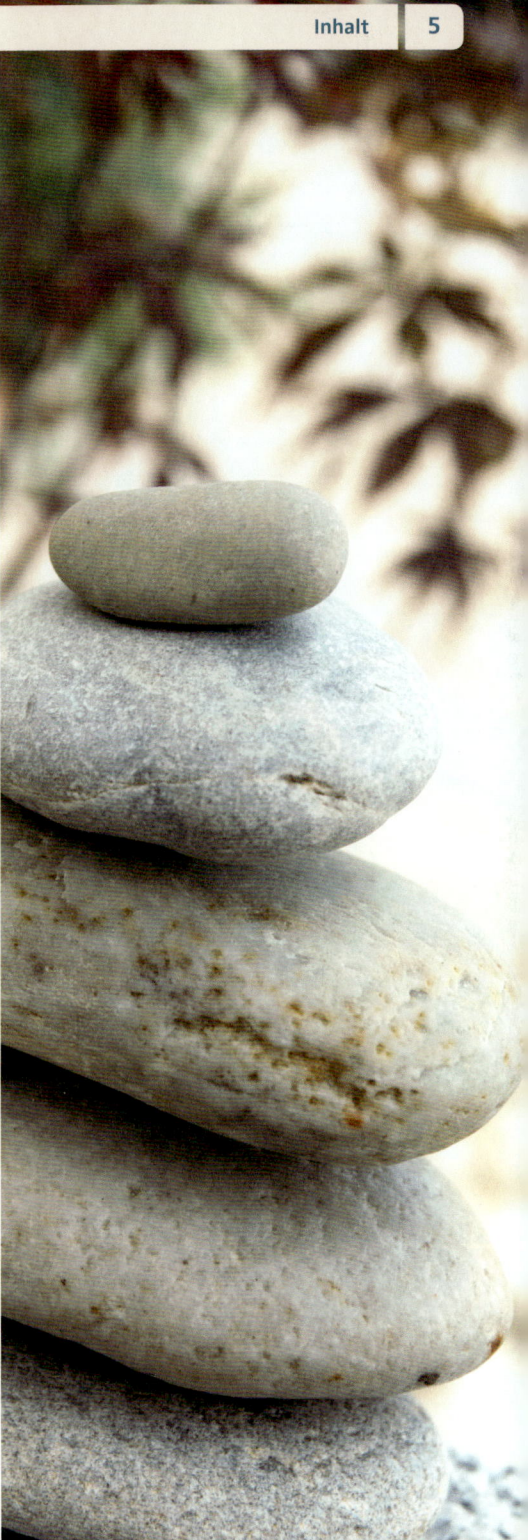

Liebe Leserin, lieber Leser,

mehr als hundert verschiedene Naturheilverfahren werden heute im deutschen Sprachraum angewendet. Immer häufiger wird dabei die klassische Schulmedizin mit den positiven Eigenschaften der Naturheilkunde kombiniert.

Hier setzt die „Maria-Holl-Methode" an. Sie halten einen Gesundheitsratgeber der Schlüterschen Verlagsgesellschaft in Händen, ein Buch, das Ihnen zeigen wird, dass es mit einer ungewöhnlichen, kreativen Methode möglich ist, Ihre Darmsymptomatik zu lindern.

Dafür stehen wir:
- Wir sind Ihr Ratgeberspezialist für Ernährung und Gesundheit.
- Unsere Autoren sind Experten auf ihrem Gebiet, was eine hohe inhaltliche Qualität der Titel sicherstellt.
- Ratgeber werden für medizinische Laien wie Sie geschrieben, und nicht für Fachleute. Bei unseren Ratgebern achten wir folglich auf eine leichte Verständlichkeit und sind konsequent problemlösungsorientiert.

Falls Sie Anmerkungen zu diesem Buch haben, sei es, dass Sie Lob oder konstruktive Kritik loswerden möchten, oder wenn Sie eine Unstimmigkeit entdeckt haben sollten, so freue ich mich, wenn Sie mir schreiben.

Ihre
Katja-Maria Koschate
Lektorin
koschate@schluetersche.de

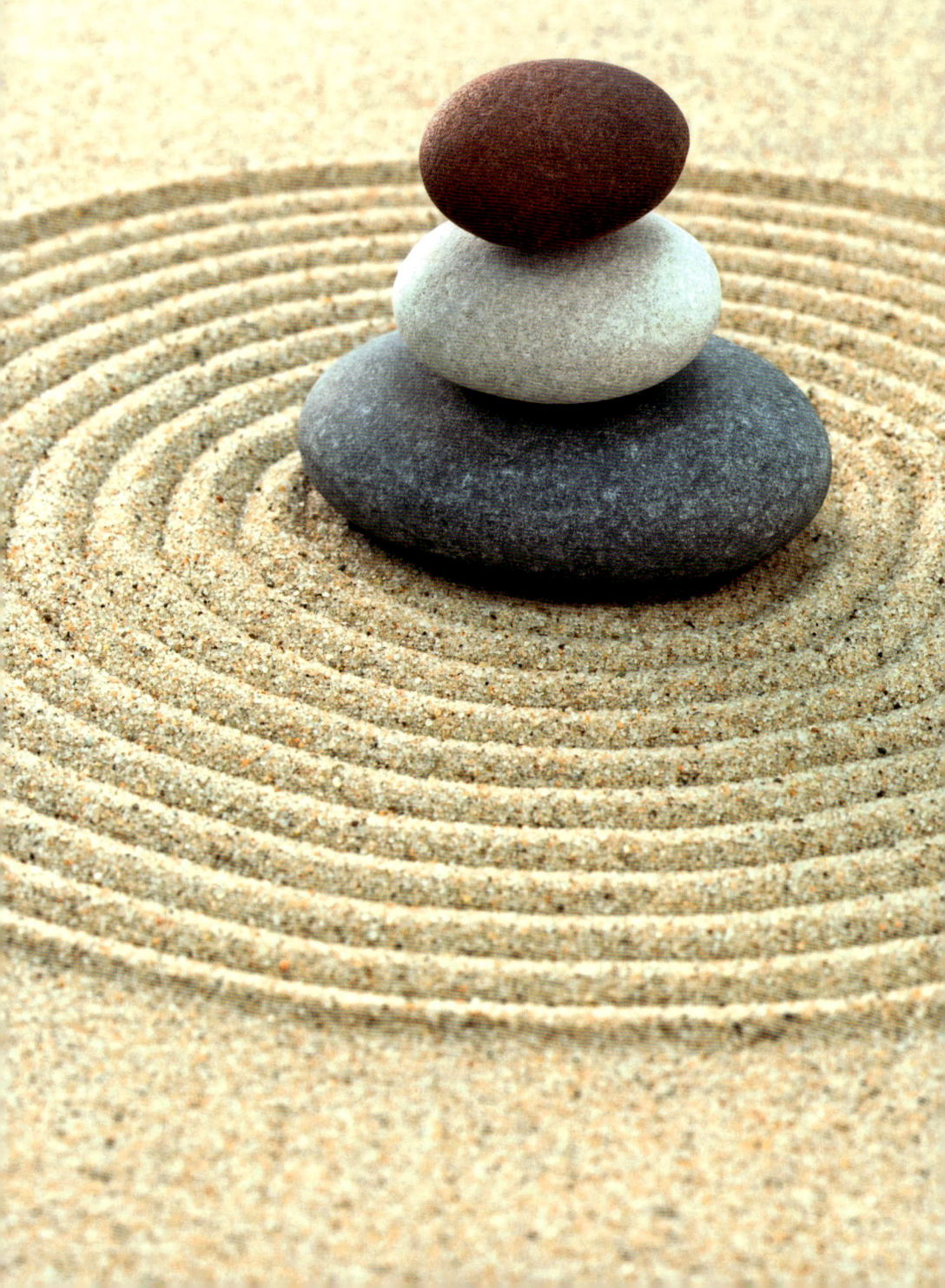

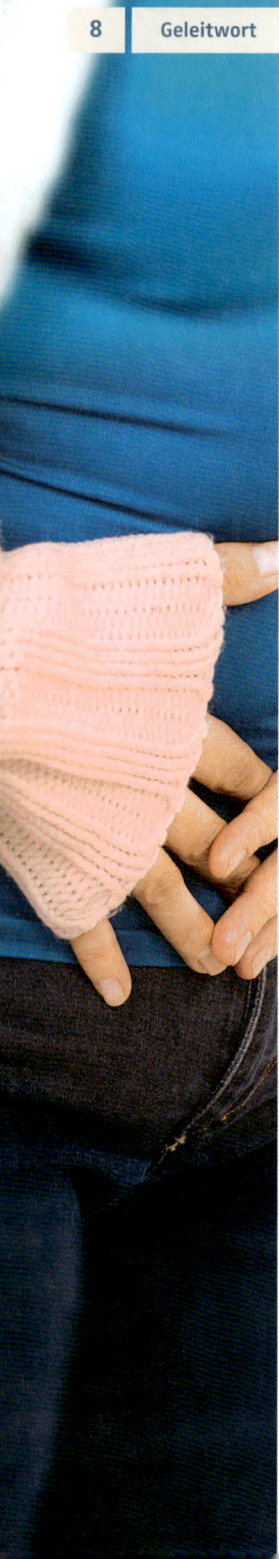

GELEITWORT

Liebe Leserin, lieber Leser,

Maria Holl geht einen konsequenten Weg! Nachdem sie Tinnitus-Patienten zuerst in der Tinnitus-Atemtherapie nach Holl® (TAT) ihre Kenntnisse aus der Körper-Psychotherapie und Meditation zur Verfügung gestellt hat, wendet sie sich nun den an Patienten mit Darmstörungen und bietet ihm ihre achtsamkeitsbasierte Therapie an. Für die tief im Unbewussten liegenden Störungen sind die körperbezogenen Zugangswege sinnvoll und hilfreich, Zugänge zur Heilung und Gesundheit, die wir meines Erachtens in der modernen psychosomatischen Medizin dringend benötigen: Ein störungsspezifisches Vorgehen mit dem konsequenten Sammeln von Erfahrungen im Sinne einer angewendeten, praktischen Heilkunde, die sich gleichzeitig in ihren Effekten überprüfen lässt. Die Patienten werden es ihr danken!

Häufig werden psychosomatisch erkrankte Patienten mit immer neuen Erkenntnissen konfrontiert, ohne dass es zu einem parallelen Wachstum der praktischen Behandlungsmethoden kommt. Praktikable Anleitungen, wie ihr Leiden gelindert werden kann, fehlen zumeist, und über die rein verbalen Psychotherapiemethoden sind psychosomatische Störungen nur einge-

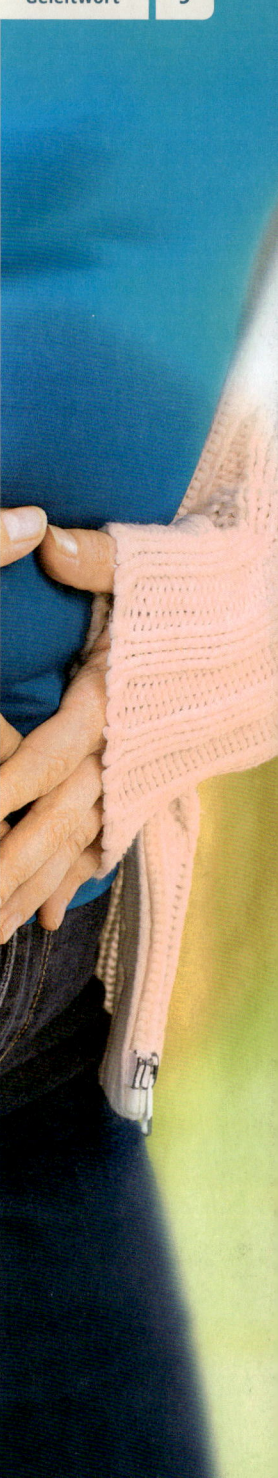

schränkt zu erreichen. Hier schließt Maria Holl durch ihre praktische Erfahrungsheilkunde eine wichtige Lücke! Bei vielen psychosomatischen Störungen klafft meist eine große Lücke zwischen theoretischer Erkenntnis über die Störung und dem Mangel an praktischen Hilfsmöglichkeiten, was das Leiden des Kranken in ohnmächtiger Verzweiflung zu chronifizieren droht. Wie hilfreich sind da bewährte Methoden aus der Körper-Psychotherapie!

Möge dieses Buch auf viel Interesse und praktische Anwendung bei seinen Lesern stoßen – ein Auftanken für Leib und Seele wird die Folge sein!

Ihr
Dr. med. Konrad Oelmann
Facharzt für Psychosomatische Medizin und Psychotherapie, Psychoanalyse
Bioenergetische Analyse, International Trainer IIBA

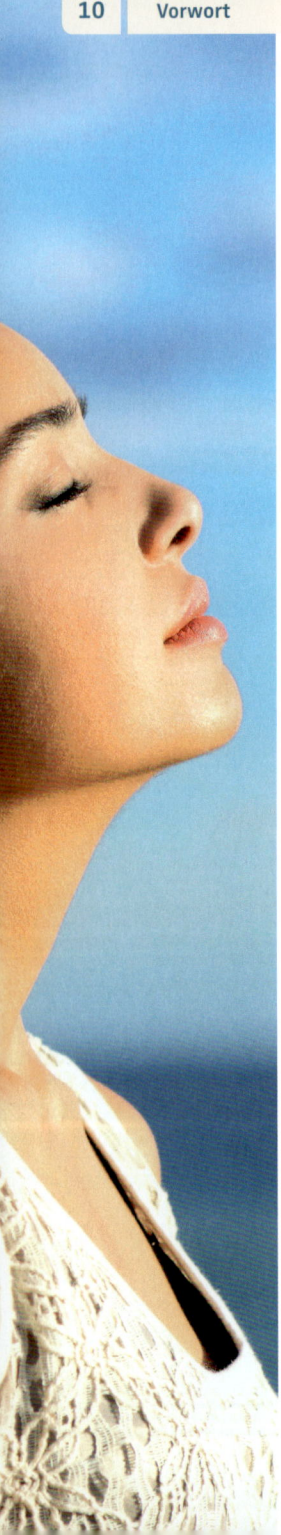

VORWORT

Liebe Leserin, lieber Leser,

in meiner Praxis in Aachen arbeite ich nun seit mehr als 19 Jahren mit der Maria-Holl-Methode. Die Maria-Holl-Methode habe ich für Sie aus Übungen der traditionellen chinesischen Medizin, einer angewandten modernen Körperpsychotherapie, der bioenergetischen Analyse sowie einer einfachen, für jeden durchzuführenden Selbstmassage kombiniert. Die Darmtherapie begann ich schon Ende der 1970er-Jahre zu entwickeln und Teile davon gab ich in meiner Tätigkeit als Betriebssozialarbeiterin an Damen und Herren dieses Betriebes weiter.

Nun wurde ich von der Schlüterschen Verlagsgesellschaft gebeten, diese Therapie für Sie in einem Buch zu beschreiben. Und das mit gutem Grund: Ungefähr 20 Prozent der deutschen Bevölkerung haben dauerhaft funktionelle Darmbeschwerden ohne diagnostizierte organische Ursachen. Ich betone dies, weil es eventuell doch eine organische Ursache geben könnte, die wir nicht kennen.

In all den Jahren, in denen ich als Heilpraktikerin für Psychotherapie mit diesen Darmstörungen arbeitete, war es immer wichtig, den Menschen über eine längere Zeit zu unterstützen. Sie wollen Ihre dauerhaften Darmbeschwerden bewältigen? Dann geben Sie sich bitte Zeit. Der Darm ist wahrscheinlich neben dem Gehirn das komplizierteste und vielseitigste Organ in unserem Körper. Das Gehirn ist für die Verarbeitung der elektrischen Impulse zuständig, der Darm für die Verdauung der festen Stoffe. Ihr Darm benötigt Ihre Geduld, Ihre Ausdauer und Ihr Mitgefühl, wenn Sie Ihre Darmstörung loswerden möchten.

Beginnen Sie gleich heute, dieses Buch zu lesen. Entscheiden

Sie heute, an welcher Stelle Sie mit Ihrer Darmregeneration beginnen. Und führen Sie Ihre Übungen, Ihre Ernährungsumstellung und Ihre Ausdrucksübungen konsequent wochenlang durch.

Aus der Forschung wissen wir heute, dass sich der Darm gravierend auf die Stimmung auswirkt und neben all den anderen bekannten Funktionen auch wichtig für das Immunsystem ist. Ich weiß aus eigener Erfahrung, dass immer mein Darm mitleidet, wenn ich eine leichte Erkältung oder Mandelbeschwerden habe.

Sie können Ihren Darm nicht fühlen, es sei denn, Sie haben Beschwerden. Und um gesund zu werden, braucht Ihr Darm dringend Ihr Mitgefühl. Werden Sie zum Freund Ihres Darmes und behandeln Sie ihn – beginnend im Mund über die Speiseröhre, den Magen, den gesamten Darm bis zum Schließmuskel – als das wichtigste Organ in Ihrem Körper. Gönnen Sie Ihrem Darm bestes Essen und Erholung und, nicht zu vergessen, genug Flüssigkeit.

Die Maria-Holl-Methode beginnt damit, dass Sie sich Zeit für Ihren Darm nehmen, und das heißt: Nehmen Sie sich Zeit für sich! Ich wünsche Ihnen viel Freude und Leichtigkeit bei diesem neuen Übungsprogramm und ein kraftvolles, selbstbestimmtes Leben. Werden und bleiben Sie gesund!

Ihre
Maria Holl

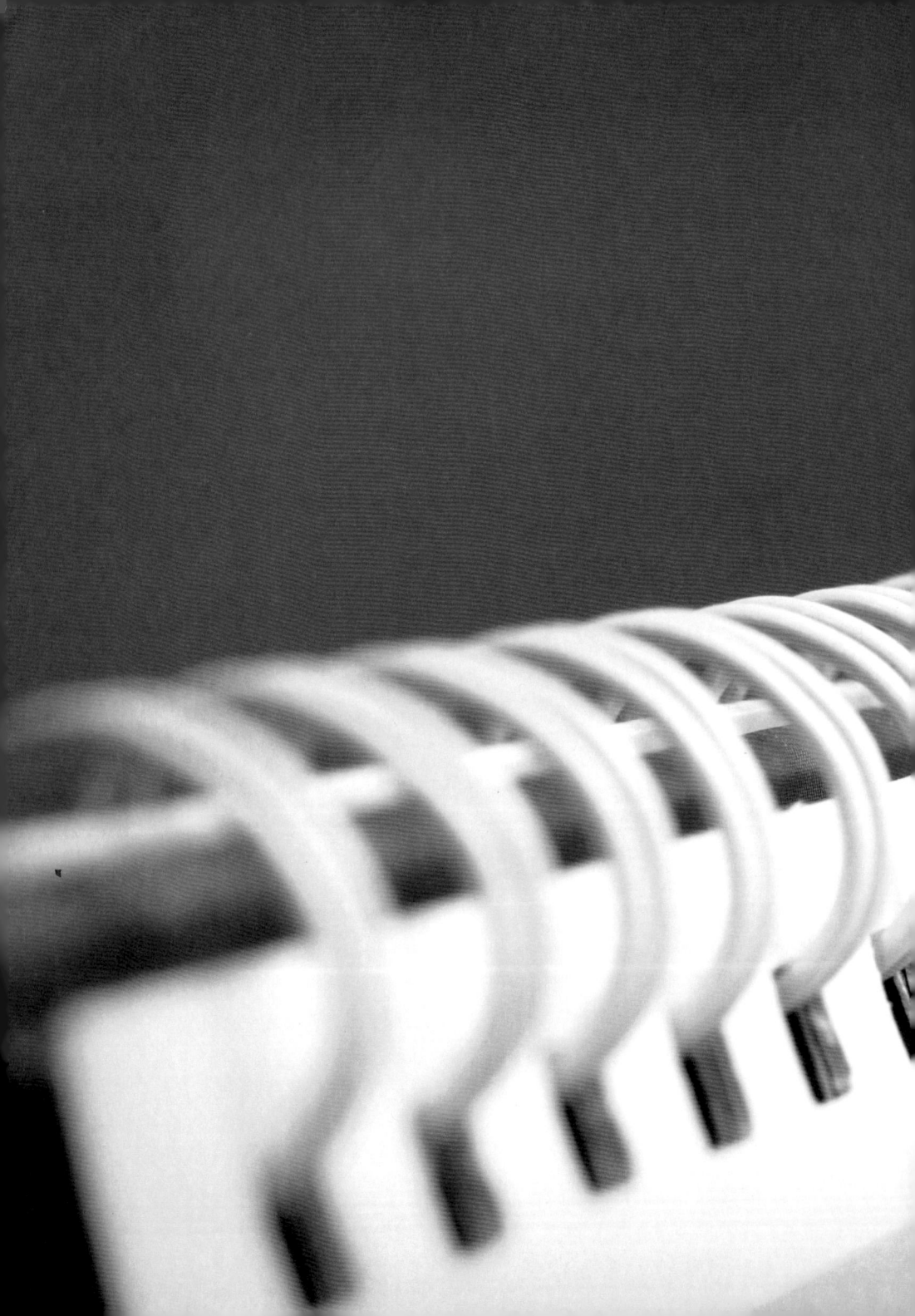

WIE SIE MIT DIESEM BUCH IHR ZIEL ERREICHEN

Ein Fünftel aller Deutschen leidet an einem Reizdarmsyndrom, Tendenz steigend. Auch Sie gehören dazu. Doch Sie haben sich entschieden, Ihre Darmprobleme selbst anzugehen. Für Sie habe ich die Maria-Holl-Methode entwickelt, ein effektives Selbsthilfeprogramm mit einfachen Übungen, die jeder durchführen kann. Hier erkläre ich Ihnen zunächst, wie Sie mit dem Programm arbeiten.

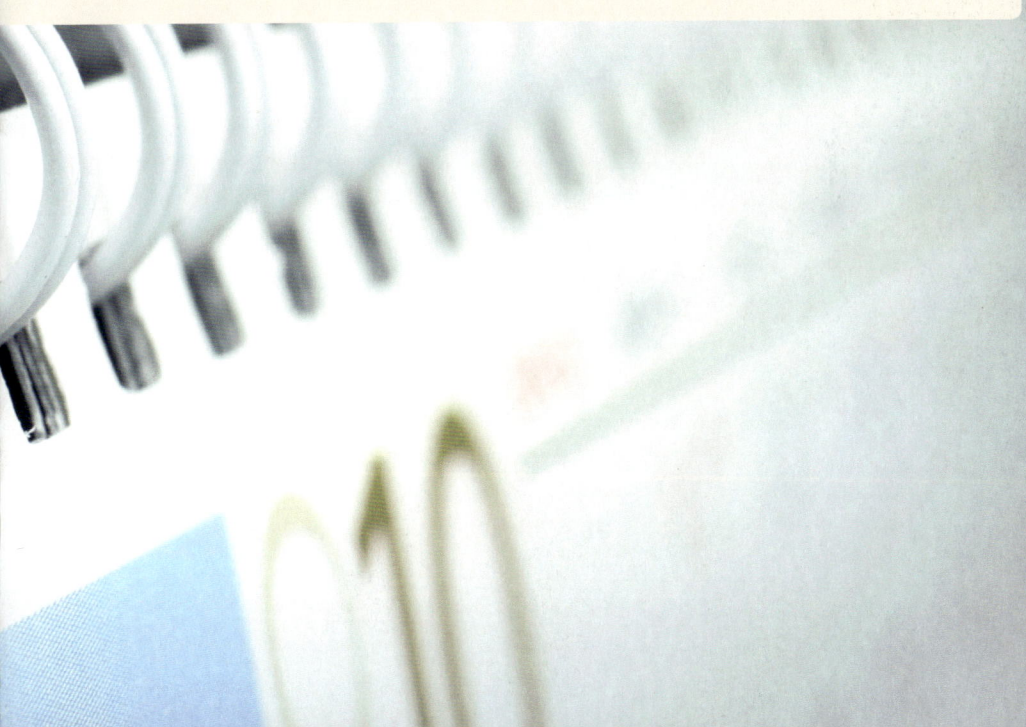

Hier setzt die Maria-Holl-Methode ein

Haben Sie täglich Darmbeschwerden? Und waren Sie schon oft beim Arzt, der Ihnen aber nicht weiterhelfen konnte? Leiden Sie an dem Reizdarmsyndrom? Nach Ansicht unserer westlichen Medizin ist das Reizdarmsyndrom eine rein funktionelle Störung. Das bedeutet, dass Ihr Arzt Ihren Darm untersucht hat und feststellen konnte, dass Sie unter keinen gravierenden oder ernsthaften körperlichen Erkrankungen leiden. Bestimmt haben Sie sich oft missverstanden gefühlt, da Sie sich diese schwerwiegenden Symptome ja nicht einbilden. Ihr Arzt jedoch konnte keinerlei organische Veränderungen an Ihrem Darm feststellen.

Zu Ihren Symptomen gehören

- Übelkeit
- Völlegefühl
- Sodbrennen und Aufstoßen
- Schmerzen im Oberbauch
- krampfartige Bauchschmerzen und Blähungen
- Durchfall oder Verstopfung

Vielleicht gehören Sie auch zu denen, die überall erst einmal nachsehen, ob in der Nähe eine Toilette ist. Oder vielleicht auch zu denen, die immer ganz plötzlich sturzartige Durchfälle bekommen.

Möglicherweise leiden Sie zusätzlich noch unter anderen Beschwerden wie Ängsten, Kopfschmerzen oder häufigen Erkältungen. Außerdem können zu den Symptomen Rückenschmerzen, Depressionen, Menstruationsbeschwerden sowie sexuelle Probleme gehören. – Die Lust am Sex ist Ihnen bei all den Schmerzen und Beschwerden wahrscheinlich schon lange vergangen.

Alleine in Deutschland leiden bis zu 20 Prozent der Bevölkerung unter diesen Symptomen und erhalten durch die „normale" Medizin keine Hilfe.

!

Bei manchen Betroffenen kommen weitere Beschwerden hinzu.

Frauen leiden häufiger unter einem Reizdarm. Das liegt daran, dass sie ihre Beschwerden in der Regel früher fühlen als Männer. Männer schenken Körpersignalen wesentlich weniger Aufmerksamkeit als Frauen und können deshalb leichter ihre Symptome ignorieren – was aber nicht heißt, dass sie keine Symptome haben! Dieses Nicht-Fühlen der Symptome nimmt unseren Männern jedoch die Möglichkeit, sich um die körperlichen Belange zu kümmern und ihren Körper wieder in Balance zu bringen. Falls Sie als Frau dieses Buch lesen und Symptome bei Ihrem Ehemann, Freund oder einem Verwandten erkennen, unterstützen Sie ihn mit diesem Buch.

! Etwas in Ihrem Leben ist aus der Balance geraten und kann mit diesem Buch wieder in die Mitte kommen.

Stimmen die genannten Symptome mit Ihren überein? Sind Sie entschlossen, Ihre Gesundheit selbst in die Hand zu nehmen? Haben Sie entschieden, sich Zeit dafür zu nehmen, wieder gesund zu werden und wieder harmonisch mit sich, Ihrer Umwelt und Ihrem Darm zu leben? Dann ist die Maria-Holl-Methode (MHM) jetzt genau das Richtige für Sie!

Die Maria-Holl-Methode ist eine achtsamkeitsbasierte Methode, die auf taoistische Übungen aus der traditionellen chinesischen Medizin zurückgreift, die vor 4000 Jahren von chinesischen Ärzten und Heilkundigen entwickelt wurde. Diese Übungen sind in unserer Zeit aktueller denn je. Wissenschaftler in den USA und Europa sind heute durch die Entwicklung in der Hirnforschung in der Lage, die Wirksamkeit der auf Achtsamkeit basierten Übungen wissenschaftlich und mithilfe bildgebender Verfahren nachzuweisen.

! Die Maria-Holl-Methode (MHM) ist eine achtsamkeitsbasierte Methode.

Bevor es losgeht

Ihre Darmsymptome und Ihre Belastung, die zu dauerhaften Verdauungsproblemen führen, sind so individuell, wie Sie als Mensch einzigartig und individuell sind. Keiner gleicht dem an-

Finden Sie Ihre eigene Struktur des Übens.

deren, und doch gibt es allgemeine Empfehlungen, wie Sie mit diesem Übungsprogramm umgehen sollten. Probieren Sie die Vorgehensweisen aus und finden Sie mit der Zeit Ihre persönliche Struktur des Übens. Auf jeden Fall sollte sie für Sie alltagstauglich sein.

Sehr hilfreich: Tagebuch und Vertrag

Mit einem Tagebuch nehmen Sie Ihre Erfolge leichter wahr.

Kaufen Sie sich für Ihr Übungsprogramm ein schönes Tagebuch. Aufgrund meiner Erfahrungen kann ich Ihnen die Führung eines solchen Buches sehr ans Herz legen, denn schriftlich festgehaltene Erfolge können Sie leichter wahrnehmen.

Zu Beginn schließen Sie einen Vertrag mit sich selbst ab. Vereinbaren Sie mit sich, jeden Tag eine bestimmte Anzahl von Minuten zu üben. Jeden Tag heißt wirklich jeden Tag, vor allem in der Anfangsphase. Schreiben Sie diesen Vertrag auf die ersten Seiten Ihres Tagebuchs oder auf ein schönes Blatt Papier, das Sie an einer Stelle aufhängen, wo Ihr Blick häufiger drauffällt.

Warum ein Tagebuch? Schriftlich festgehaltene Erfolge können wir besser wahrnehmen.

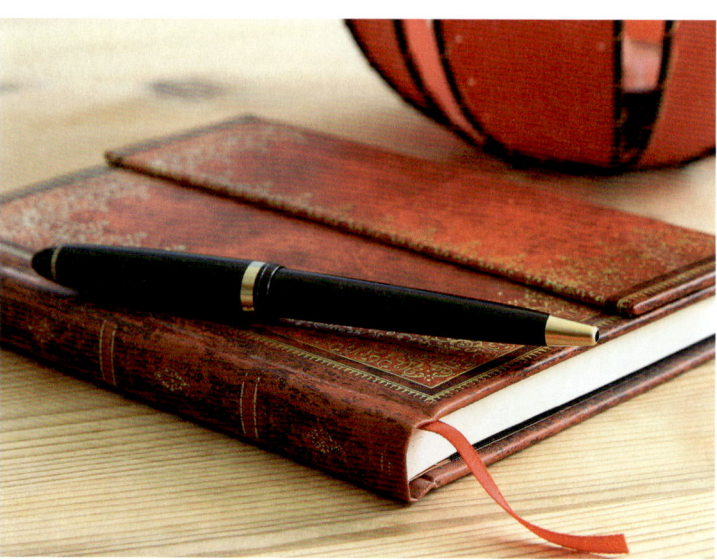

Übungsvertrag mit mir selbst

1. Mein Ziel ist

   _____

   _____

   _____

2. Mein Motivationscoach ist

   _____

   Wir telefonieren/sprechen am

   _____

3. Ich übe täglich _____ Minuten.

4. Ich führe eine Tabelle über meine Verdauung.

5. Ich fasse Vorsätze für ein gesünderes Leben.

_____

Ort, Datum

_____

Unterschrift

Schritt 1: Formulieren Sie Ihr Ziel

Als Erstes notieren Sie Ihr Ziel. Übungsziele können sein:

- Mein Ziel mit dem Übungsbuch ist, mir Klarheit über meine Verdauung zu verschaffen. Ich habe schon länger das Gefühl, dass mir Stress nicht guttut, jetzt möchte ich besser verstehen, welcher Zusammenhang zwischen Stress und meiner Darmsymptomatik besteht.
- Eigentlich weiß ich gar nicht so recht, welche Lebensmittel ich besser meiden sollte. Das möchte ich jetzt herausfinden. Ich weiß, wie wichtig eine vernünftige Ernährung für mich ist, mir ist aber gar nicht klar, wie die für mich aussehen könnte.
- Ich habe nicht mehr so häufig Darmbeschwerden.
- Die Freude am Leben ist zurückgekehrt.

Schritt 2: Suchen Sie sich Motivationscoaches

Dann suchen Sie sich Menschen, die Sie bei Ihrem Vorhaben unterstützen. Vereinbaren Sie mit einem Freund oder einer Freundin, dass Sie ihm oder ihr einmal wöchentlich über die Übungen berichten. Das ist eine Methode, die die Erfüllung der getroffenen Vereinbarungen sicherstellt. Der Mensch braucht Kontrolle und Unterstützung, dann kommt er ans Ziel. Ohne Abgabetermin würden manche Hausaufgaben oder Werkstücke nie fertig werden. Schreiben Sie den Namen Ihres Motivationscoaches auf und halten Sie fest, wir häufig Sie mit ihm telefonieren oder sprechen werden. Beauftragen Sie ihn, sich zu melden, falls Sie nicht zum vereinbarten Zeitpunkt mit ihm in Kontakt treten. Es ist vorteilhaft, eine Person zu wählen, vor der Sie sich schämen, wenn Sie nicht die vereinbarte Zeit geübt haben. Außerdem benötigen Sie weitere Coaches. Halten Sie fest, wer Sie auf Ihrem Weg zu einer gesunden Ernährung und wer Sie bei Ihren Vorsätzen, mehr Bewegung in Ihr Leben zu bringen, unterstützen wird. Als Ernährungsberater sollten Sie einen Profi hinzuziehen.

Die meisten Menschen brauchen die Hilfe eines Coaches. Er oder sie unterstützt Sie dabei, Ihr Programm sechs Wochen bis ungefähr drei Monate lang durchzuführen. Wenn Sie jedoch eine extrem gute Organisationsstruktur haben, sodass Sie keinen Coach benötigen, dann verzichten Sie auf ihn.

! Wir brauchen Kontrolle und Unterstützung, um ans Ziel zu kommen.

! Wenn Sie sehr gut in Selbstorganisation sind, können Sie auf den Coach verzichten.

Coach zur Unterstützung meiner Beständigkeit bei den Übungen

Name: _____

Telefonnummer: _____

Häufigkeit der Telefonate: _____ in den ersten zwei Wochen

Häufigkeit der Telefonate: _____ in der dritten und vierten Woche

Häufigkeit der Telefonate: _____ in der fünften und sechsten Woche

Häufigkeit der Telefonate: _____ in der siebten bis zehnten Woche

Coach für meine Ernährung

Mein professioneller Ernährungsberater:

_____

Telefonnummer: _____

Häufigkeit der Telefonate: Einmal in der Woche

Coach für meine Bewegung

Name: _____

Telefonnummer: _____

Häufigkeit der Telefonate: In den ersten sechs Wochen ein Telefonat pro Woche, danach alle 14 Tage

Schritt 3: Legen Sie die Übungszeit pro Tag fest

Dann notieren Sie, wie viele Minuten Sie täglich üben möchten.

Für meine Darmgesundheit wende ich täglich _____ Minuten auf.

!

Dokumentieren Sie von Anfang an mindestens einmal pro Woche diese Begebenheiten.

Schritt 4: Führen Sie eine Tabelle über Ihre Verdauung

Schreiben Sie mindestens sechs Wochen lang den Verlauf Ihrer Verdauung auf. Dafür hat sich eine Tabelle gut bewährt. In einer Spalte notieren Sie das Datum, in einer zweiten Ihre Beschwerden. In der dritten können Sie Besonderheiten bei Ihrer Ernährung auflisten. Außerdem notieren Sie in einer vierten Spalte Ihre Stimmung und Ihre Kontakte mit anderen Menschen. Protokollieren Sie, was Ihnen Freude beziehungsweise keine Freude im Alltag macht. Hat Ihnen die Arbeit im Haushalt Spaß gemacht? Stimmten Familie oder Freunde Sie fröhlich? Hatten Sie besonderen Stress?

So könnte Ihre Verdauungstabelle aussehen:

DATUM	BESCHWERDEN	BESONDERHEITEN ERNÄHRUNG	STIMMUNGS-BAROMETER
1.4.14	Starker Durchfall, nachmittags Krämpfe	Kollege hat Kuchen mitgebracht, 1 Stück Marmorkuchen	Stimmung ist gut. Ich freue mich auf den bevorstehenden Urlaub. Bei der Arbeit viel los, aber kein besonderer Stress.
2.4.14			

Schritt 5: Fassen Sie Vorsätze für ein gesünderes Leben

Sie können selbst maßgeblich zur Verbesserung Ihrer Beschwerden beitragen! Machen Sie sich klar, dass Sie schon einige Versuche unternommen haben, um Ihren Zustand zu verbessern, und immer wieder gescheitert sind. Jetzt halten Sie schriftlich fest, was Sie in Zukunft ändern werden, welche „schlechten" Angewohnheiten Sie ablegen werden. Dazu zählt z. B., sich anders zu ernähren, früher schlafen zu gehen, mit Affirmationen (Glaubenssätzen) zu arbeiten und vieles mehr.

Ziele für die Zukunft könnten sein:

- Ich weiß, dass es mir guttut, wenn ich ausreichend schlafe. Ich nehme mir vor, um 23 Uhr (oder früher) im Bett zu liegen.
- Es fällt mir schwer, auf Süßes zu verzichten, obwohl mir vor allem Schokolade gar nicht guttut. Ich nehme mir vor, nur noch am Wochenende Süßigkeiten zu naschen.
- Meine Kollegin drückt sich vor der Arbeit, vieles bleibt an mir hängen. Das regt mich auf und stresst mich sehr. Ich nehme mir vor, Nein zu sagen, wenn es mir zu viel wird.

Beginnen Sie Ihr Übungsprogramm mit kleinen Schritten. Starten Sie heute mit dem Kauf des Tagebuchs oder tragen Sie für diese Woche einen verbindlichen Termin dafür in Ihren Kalender ein.

!

Durch die schriftliche Fixierung fällt es Ihnen leichter, Vorsätze einzuhalten.

Ihr Fahrplan für die Maria-Holl-Methode

Um Erfolg mit dem Programm zu haben, benötigen Sie eine Kombination aus Bewegung, Ernährung und Übungen.

1. Bewegung

Lesen Sie hierzu „Ein bewegter Alltag lindert Symptome" im folgenden Kapitel.

Als Erstes heißt es in Bewegung zu kommen, denn die ist für den Darm sehr wichtig. Integrieren Sie sie in Ihren Alltag.

Bewegen Sie sich jeden Tag mindestens eine halbe Stunde. Nehmen Sie sich insgesamt dafür mindestens sechs Wochen Zeit.

Falls Sie sich wegen Schwäche oder persönlicher Abneigung gegen jegliche Form von Bewegung kaum bewegen können, führen Sie jeden Tag beim Zähneputzen zwei bis fünf Kniebeugen durch. Steigern Sie dies in dem Maße, wie Ihre Kraft zurückkommt.

2. Ernährung

Lesen Sie hierzu „Das A und O bei Darmbeschwerden: die Ernährung" im folgenden Kapitel.

Es wird Zeit für eine Umstellung Ihrer Essgewohnheiten. Gehen Sie zu einem qualifizierten Ernährungsberater und beobachten Sie genau, welche Lebensmittel für Sie gut, neutral oder schädigend sind.

Nehmen Sie sich für die Ernährungsumstellung mindestens sechs Wochen Zeit. Sind Ihre Reizdarmsymptome durch eine Allergie hervorgerufen, richten Sie sich auf eine längere Zeit ein, in der Sie austesten, welche Nahrung Sie vertragen und welche nicht.

3. Die Übungen

Die Übungen der Maria-Holl-Methode sind in den Lektionen 1 bis 12 beschrieben.

Der Übungsteil ist in zwölf Lektionen unterteilt.

Ich höre immer wieder die Frage: „Wie soll ich all diese Übungen nur machen? Die Zeit habe ich doch gar nicht!" Keine Sorge, kein Mensch soll all diese Übungen aus den zwölf Lektionen schnell nacheinander machen, das können wir gar nicht in unseren Alltag integrieren.

Um Ihnen den Einstieg in die Maria-Holl-Methode und das Üben damit zu erleichtern, hier kurz zusammengefasst die wichtigsten Punkte.

Wie viel Zeit brauche ich zum Erlernen einer Lektion?
Erarbeiten Sie durchschnittlich eine Lektion pro Monat.

Wann soll ich üben?
Legen Sie eine Übungszeit fest, die Ihnen angenehm ist. Die Tageszeit können Sie selbst bestimmen. Manchen liegt der Morgen mehr, anderen der Abend oder etwa die Mittagspause. Jeder muss selbst den besten Zeitpunkt für seine Übungen finden.

Üben Sie zu dieser Zeit täglich oder, falls Ihre Zeit es erlaubt, auch zweimal täglich. Zweimal täglich üben gilt jedoch nur, wenn Sie wirklich Zeit haben.

Es ist gut, wenn Sie die Termine zum Erarbeiten der neuen Lektion festlegen, etwa jeden ersten Dienstag im Monat, oder die Termine in Handy oder PC eingeben. Stellen Sie sicher, dass Ihre schriftlichen oder elektronischen Notizen Sie erinnern.

Wo soll ich üben?
Neue Übungen sollten Sie sich am besten in Ruhe zu Hause erarbeiten. Danach können Sie überall üben. Sie können die Übungen im Wohnzimmer, im Auto, im Bett, unter der Dusche oder im Schwimmbad durchführen. Das legen Sie selbst fest.

Wie lange soll ich üben?
Machen Sie die Übungen mindestens zehn bis 20 Minuten täglich. Ich habe jedoch auch Menschen in der Praxis, die die Übungen täglich viermal eine Stunde lang durchführen.

Auf einen Blick
- Bevor Sie mit dem Üben beginnen, lesen Sie unbedingt alle Lektionen einmal ganz durch.
- Erarbeiten Sie durchschnittlich eine Lektion pro Monat.
- Üben Sie jeden Tag mindestens zehn bis 20 Minuten.

! Finden Sie Ihre persönliche Übungsdauer und -häufigkeit selbst heraus.

! Weitere Informationen zur Zusammenstellung Ihrer Übungen erhalten Sie im Abschnitt „Üben mit System" auf S. 47.

! Bevor Sie loslegen, lesen Sie bitte alle Lektionen ganz durch.

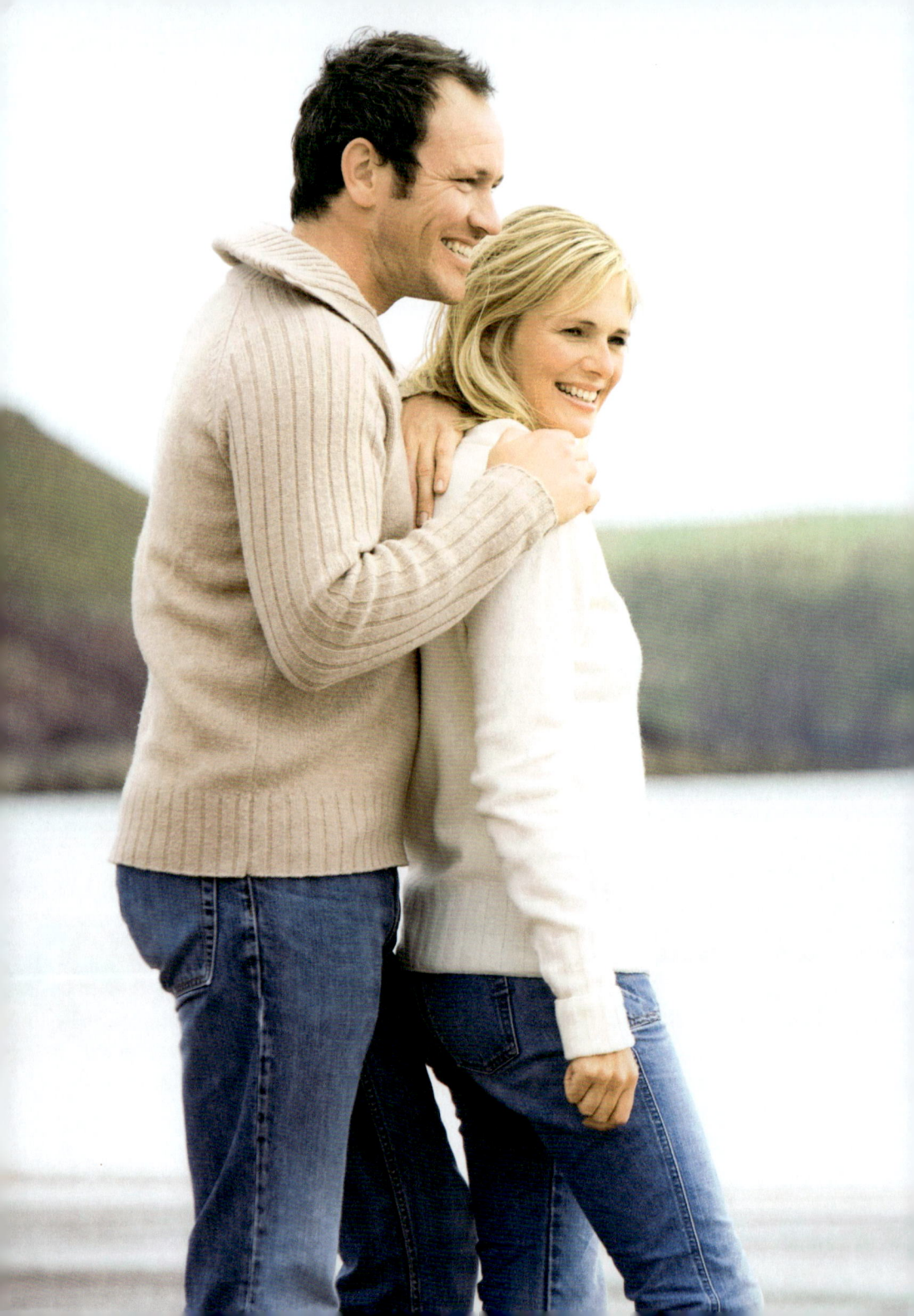

FÜR EINEN GESUNDEN DARM: BEWEGUNG UND RICHTIG ESSEN

Hand aufs Herz: Bewegen Sie sich jeden Tag und achten auf eine Ernährung, die Ihrem Darm guttut? Beides sind tragende Säulen nicht nur unserer Darmgesundheit. Mit meinen Tipps fällt Ihnen die Umstellung auf eine darmschonende Kost und ein bewegteres Leben nicht schwer. Versprochen!

Ein bewegter Alltag lindert Symptome

30 Minuten gehen

Falls Sie zu den Menschen gehören, die beruflich bedingt den ganzen Tag auf Achse und aktiv sind, überschlagen Sie dieses Kapitel. Und wenn Sie zu denen gehören, die es hassen, spazieren zu gehen, überschlagen Sie dieses Kapitel auch und lesen Sie das nächste. Falls Sie sich aus gesundheitlichen Gründen nicht gut bewegen können, nicht gut außerhalb des Hauses gehen können oder Bewegungseinschränkungen haben, fragen Sie Ihren Physiotherapeuten, wie Sie sich sinnvoll bewegen können.

Der Mensch braucht Bewegung, und der Darm braucht Bewegung! Denn Bewegung hat einen regulativen Einfluss auf unseren Darm. Das unmittelbare Ergebnis mangelnder Bewegung zeigt sich bei vielen Menschen daran, dass der Darm nicht so funktioniert, wie er soll. Verstopfung oder eine übermäßige Gasbildung im Darm mit Blähungen sind die Folge.

Mein Tipp für mehr Bewegung: Machen Sie sich keinen Stress, sondern seien Sie einfach konsequent mit Ihrer Bewegung. Ihr Darm kann durch natürliche Bewegungen massiert und bewegt werden; aktivieren Sie Ihren Darm durch alltägliche Bewegung. Bewegung heißt nicht immer nur Sport, Bewegung bedeutet eine für den Menschen normale, angemessene Bewegung. Entspannende Übungen sind auch sehr gut geeignet. Erforderlich ist, dass Sie Stress und Termindruck vermeiden. Wie das funktioniert, lesen Sie im folgenden Abschnitt.

Ein Mensch, der 1953 lebte, ging täglich zwischen acht und 14 Kilometer zu Fuß. Das müssen Sie nicht. Ich rate Ihnen jedoch, jeden Tag 30 Minuten zu gehen. Mit Gehen meine ich ein Tempo wie beim Spazierengehen, also eine normale, leichte Bewegung ohne Stress und Hektik, ohne Anspruch.

Es gibt wissenschaftliche Untersuchungen, die belegen, dass 30 Minuten gehen am Tag den Cholesterinspiegel senkt. Das Ge-

!

Die ursprüngliche Bewegung des Menschen ist das Gehen.

hen bewegt Ihren Darm und stärkt Ihren Herzmuskel. 30 Minuten gehen steigert Ihren Grundumsatz, Sie verbrauchen also mehr Kalorien. Es erhöht Sauerstoffreserven in Ihren Muskeln. Durch Gehen wird die Peristaltik (Bewegung) Ihres Darmes angeregt.

So fällt es Ihnen ganz leicht

- Sagen Sie sich: „Ich fahre nicht Fahrstuhl, ich nutze die Treppen."
- Steigen Sie eine Station vor Ihrem Betrieb aus dem Bus oder aus der S-Bahn und gehen Sie eine Viertelstunde zu Fuß. Fahren Sie nicht mehr mit dem Auto in die Innenstadt, nehmen Sie einen Park&Ride-Parkplatz. Gehen Sie zu Fuß in die Stadt und gönnen sich ein schönes Getränk für die Euros, die Sie im Parkhaus gespart haben. Erledigen Sie Ihre kleinen alltäglichen Einkäufe zu Fuß.
- Machen Sie eine halbe Stunde abends einen Spaziergang um den Block. Gehen Sie einfach da, wo Sie zu Hause sind. Zwischen den Häusern, die Sie kennen. Es muss nichts Besonderes sein. Es ist nur wichtig, dass Sie gehen; wo, ist egal.
- Viele von uns haben keinen Wald in ihrer Nähe und müssen lange fahren, um diesen Luxus zu genießen. Sie wollen nicht alleine im Park spazieren gehen? Dann gehen Sie auf der Einkaufsstraße spazieren. Ich war gerade einen Monat in Amerika, da gehen die Menschen in der überdachten Einkaufsstraße spazieren. Dort sind Sie nicht allein, Sie sehen interessante Sachen, können Pause machen, wann Sie wollen, und genießen so Ihre halbe Stunde Bewegung.
- Falls es Ihnen möglich ist, gehen Sie am Wochenende anderthalb bis zwei Stunden in den Wald.

Falls Sie normalerweise wenig Bewegung haben, werden Sie feststellen, dass nach einer halben bis Dreiviertelstunde ein körperlich zähes Gefühl sich von Ihnen zu lösen beginnt und Sie sich leichter und beschwingter fühlen.

Sie befürchten, dass Sie ständig eine Toilette aufsuchen müssen? Machen Sie es wie ich, als ich hochschwanger war. Auf dem viertelstündigen Weg in die Innenstadt kannte ich jedes Lokal und wusste, wann es geöffnet war und wie die Toilette aussah. Nach einer Weile fing ich an, die Begegnungen mit den Menschen zu genießen. Die Kellnerin kannte mich hinterher schon und wenn ich öfters irgendwo einkehrte, gab ich auch manchmal ein Trinkgeld. Die meisten der Gaststätten wollten nicht einmal Geld für ihre Dienstleistung haben. Überwinden Sie Ihre Scham und haben Sie Freude an Bewegung.

Entdecken Sie beim Gehen Ihre Stadt neu.

Falls Sie in der Natur spazieren gehen, ist es ratsam, immer ein Stück Toilettenpapier oder ein Papiertaschentuch in der Tasche mitzuführen. Dann wird jeder Busch zum Freund und kann Ihnen bei schnellen Ereignissen und heftigen Durchfällen helfen.

Gehen Sie, wann immer Sie können! Benutzen Sie keine Fahrstühle, außer Sie haben ein Handicap. Lassen Sie die Haus- und Gartenarbeit nicht von irgendwelchen Helfern durchführen. Nutzen Sie jede Gelegenheit zur Bewegung.

Leichte sportliche Betätigung

Der Darm wird durch Spaziergänge, Fahrradfahren oder leichte Gymnastik aktiviert. Das hilft Ihnen, besser mit Ihren Beschwerden zurechtzukommen. Aber nicht alle gehen gerne spazieren, nicht alle bewegen sich gern. Es ist in Ordnung, wenn Sie keine Lust auf Spazierengehen haben. Sie mögen das Gehen nicht – jetzt kommt es darauf an, herauszufinden, welche Bewegung Ihnen gefällt, und falls Sie sich gar nicht bewegen möchten, mit welcher Art der sportlichen Betätigung Sie sich am ehesten einer 30-minütigen Bewegung am Tag annähern können. Bewegung ist gesund, soll Ihnen aber auch dabei helfen, einfach mal den Kopf frei zu bekommen. Die Mehrheit fühlt sich nach regel-

Finden Sie heraus, welche Sportart Ihnen liegt.

mäßiger Bewegung wohler, deswegen sollten Sie es auch versuchen.

Wählen Sie keine Sportarten, die Sie unter Stress setzen, keine Sportarten, in denen Sie gravierend unter Konkurrenz stehen, keine Sportarten, die Sie nicht mit Leichtigkeit und Spaß durchführen. Sportarten wie Squash oder Tennis empfehle ich deshalb weniger.

Meine Lieblingsbewegung ist Schwimmen. Wenn Sie gerne schwimmen gehen, finden Sie die Wassertemperatur heraus, die Sie als angenehm empfinden. Einige bevorzugen warmes, andere dagegen kaltes Wasser. Schwimmen Sie mit Freude und genießen Sie die Bewegung. Außerdem ist Aquajoggen oder Wassergehen sehr empfehlenswert für Ihren Darm. Manche Menschen benutzen gerne Schwimmgürtel und gehen dann mit aufrechtem Körper im Wasser, als würden sie auf Land gehen. Man geht einfach gemächlich Schritt für Schritt durch das Wasser, ohne den Boden zu berühren. Nehmen Sie sich eine bestimmte Dauer für die einzelne Bewegungsart im Wasser vor, z. B. jeweils fünf Minuten Brustschwimmen, Rückenschwimmen, Kraulen und Wassergehen. Ermitteln Sie die Bewegung, die Ihnen am meisten Freude bereitet. Sie brauchen mehr Spaß und Action? Wählen Sie ein Spaßbad mit Rutschen.

Vielleicht ist Ihre Lieblingsbewegung das Radfahren. Auch hier gilt wieder: Fahren Sie ohne Stress Fahrrad, z. B. in die Stadt oder zum Einkaufen. Falls Sie Kälte und Nässe nicht mögen, benutzen Sie das Fahrrad nur bei gutem Wetter. Quälen Sie sich nicht.

!

Sie brauchen sich nicht zu quälen.

Eine sehr gute Freundin von mir hat einen Großteil ihrer Darmprobleme damit bewältigt, dass sie jeden Tag zehn Kilometer mit ihrem Elektrofahrrad zur Arbeit fährt. Überall dort, wo Straße oder Weg eben oder bergab verlaufen, tritt sie in die Pedale. Die Berge hoch lässt sie sich von ihrem Motor ziehen. Sie sehen, ich lege in meinen Empfehlungen zu Ihrer Bewegung

!

Vermeiden Sie
Stress bei der
Bewegung.

zwar Wert auf Ausdauer, diese ist jedoch mit Bequemlichkeit gepaart.

Falls Sie gerne Fahrrad fahren und nicht nach draußen können, kaufen Sie sich einen Hometrainer. Stellen Sie ihn so, dass Sie einen schönen Blick haben oder dabei fernsehen können. Anfangs nutzen Sie ihn fünf Minuten täglich, dann steigern Sie die Zeit langsam auf 20 bis 25 Minuten.

Seien Sie erfinderisch in Ihrer Bewegung und nehmen Sie es leicht. Wenn Sie Tennis spielen, dann spielen Sie mit der Nachbarin, die nicht so gut spielen kann. Wenn Sie joggen wollen, laufen Sie mit Ihrem Enkel, der sieben Jahre alt ist.

Falls Sie in einem Fitnessstudio sind oder in Gruppen Übungen machen, orientieren Sie sich immer an dem Letzten. Wenn die Übungen leicht und einfach durchzuführen sind, steigern Sie nur langsam Ihr Programm.

!

Langsamkeit heilt.

Vor ungefähr 30 Jahren hat man mir einen sehr schönen Aufkleber mitgebracht. Darauf stand: „Langsamkeit heilt." Machen Sie sich das zum Leitbild. Langsam, aber stetig, Schritt für Schritt geht es Ihrer Gesundheit entgegen.

Ausdrucksübungen

In all den Jahren, in denen ich Patienten mit Darmstörungen behandelt habe, fiel mir auf, dass die meisten von ihnen keine Möglichkeit zum kreativen Ausdruck hatten. Unseren kreativen Ausdruck finden wir in den wenigsten Fällen in unserem Arbeitsalltag, er ist nicht über den Haushalt zu strukturieren. Einkaufen ist nicht unbedingt kreativ und Freunde zu besuchen eröffnet uns in der Regel auch nicht die Möglichkeit für einen schöpferischen Akt.

Unser kreativer Ausdruck ist etwas, das wir mithilfe unserer Aufmerksamkeit finden können. Ein kreativer Ausdruck ist z. B. die Gestaltung des Gartens. Ich meine damit nicht, die Beete in Ordnung zu bringen. Sondern sich Gedanken zu machen, wie die

Beete angelegt werden. Wo sollen die Blumen stehen? Welche Blumen sollen wann blühen und welche Blumen werden zusammenpassen? Beschäftige ich mich damit, welche Blumen Schatten und welche die Sonne lieben? Gestalte ich durch unterschiedliche Farbflächen von Blumen, Beeten, Rasen und Pflanzen mit ihren Blättern meinen Garten wie ein Bild? Das ist ein kreativer Akt.

Durch künstlerisches Handeln lernen Sie, mit inneren Bildern umzugehen, und vor allem lernen Sie, diese zur Heilung zu nutzen. Wer Kreativität sucht, findet Lebensfreude.

!

Werden Sie kreativ und finden Sie dabei Lebensfreude.

Falls Sie in einem kreativen Beruf tätig sind oder ein Hobby wie beispielsweise die Gartengestaltung oder, wie ich, das Bücherschreiben haben, können Sie sich dabei kreativ ausdrücken. Wenn Sie es mögen, Ihr Auto mit Design-Accessoires zu verschönern, zu musizieren, zu malen oder zu töpfern oder irgendetwas mit Liebe und Muße machen, dann brauchen Sie dieses Kapitel nicht zu lesen. Falls es in Ihrem Leben aber keinen kreativen Ausdruck gibt, ist dieses Kapitel sehr wichtig für Sie.

Ihr Darm ist ein total kreatives Organ. Das klingt schon ziemlich verrückt, oder? Sie nehmen oben durch den Mund Essen auf und dann beginnt der Verwandlungsprozess. Wenn wir das Endprodukt betrachten, dann sollten wir uns daran erinnern, dass unter anderem Nährstoffe herausgezogen wurden, mit denen unser Körper genährt wird. Es wird Wasser herausgezogen, mit dem der Körper feucht gehalten wird. Und als großes Endprodukt kommen die Ausscheidungsprodukte heraus – das Ergebnis unserer Verdauung. Wenn Sie dieses Produkt auf eine Wiese legen würden, kämen im Nu Hunderte von Fliegen und würden Ihre nährstoffreichen Endprodukte sinnvoll weiterverwerten. Unsere Nahrung wird verwandelt und auch unsere Ausscheidung ist noch wertvoll für weitere Lebensprozesse.

!

Ihr Darm ist ein kreatives Organ.

Nun ist es an Ihnen, dass Sie sich entscheiden, was Sie verwandeln und was Sie produzieren wollen. Für welche Produkte

!

Nehmen Sie sich täglich zehn Minuten Zeit, Ihren Ausdruck zu üben.

!

Machen Sie sich einen Spaß daraus, Sprache und Mimik vor dem Spiegel auszudrücken.

entscheiden Sie sich? Damit meine ich kreative Produkte. Schauen Sie in Ihr Volkshochschulverzeichnis und suchen sich etwas aus, was Ihnen gefällt: Malen, Töpfern, Zeichnen, das Schreiben von Kurzgeschichten und vieles mehr. Seien Sie kreativ!

Trainieren Sie Ihren Sprachausdruck

In diesem Buch ist mir noch ein weiterer kreativer Ausdruck wichtig, und zwar das Sprechen. Stellen Sie sicher, dass Sie alleine sind und dass Sie einen Spiegel zur Hand haben, um sich sehen zu können. Stellen Sie sich vor den Spiegel und beginnen Sie zu sprechen, dann sprechen Sie immer lauter und immer wilder. Beginnen Sie bei Ihrem Ausdruck zu gestikulieren, versuchen Sie so viele Gesten zu machen wie eine temperamentvolle Südländerin oder ein temperamentvoller Südländer.

Schauen Sie sich in die Augen, trainieren Sie einen bösen Blick, trainieren Sie einen wütenden Blick. Trainieren Sie einen liebevollen Blick, schauen Sie, als wären Sie verliebt, schauen Sie, als würden Sie total lachen mit blitzenden, humorvollen Augen.

Danach spielen Sie mit Ihrer Körperhaltung. Versuchen Sie eine Körperhaltung, die den Körper nach vorne bringt. Versuchen Sie eine Körperhaltung, die den Körper nach hinten bringt, so als wären Sie sehr zurückhaltend und zusammengezogen. Man weiß heute, dass im Gespräch nur 20 Prozent der Inhalte und der Wirkung auf den Zuhörer durch den verbalen Ausdruck kommuniziert wird. Alles andere, Mimik, Gestik und Körperhaltung, machen die restlichen 80 Prozent aus.

Falls Sie in einer Selbsthilfegruppe für Darmstörungen sind, nehmen Sie dieses Ausdrucksspiel mit dorthin. Beginnen Sie, Ihre Kollegen dafür zu gewinnen, miteinander Ihren Sprachausdruck zu üben. Es kann ruhig mal wild und ungezügelt zugehen. Einer führt vor und die anderen schauen zu. Oder alle gehen durch den Raum und ein bestimmtes Gefühl wird ausgedrückt, z.B. Wut, Ärger oder Glück. Haben Sie viel Spaß dabei!

Das A und O bei Darmbeschwerden: die Ernährung

Sie wollen Ihre Darmbeschwerden lindern und haben beschlossen, dass wirklich alle diese Symptome aufhören sollen. Es soll Schluss sein mit dem Blähbauch, mit den Schmerzen, mit den Durchfällen und auch mit den Verstopfungen. In diesem Abschnitt werde ich Ihnen einige einfache Maßnahmen vorstellen, mit denen ich in meiner Praxis viel Erfolg habe.

Ernährungsberatung

Weiter empfehle ich Ihnen dringend, nachdem Sie meine einfachen Vorschläge durchgeführt haben, sich ein gutes Buch über Ernährung bei Darmproblemen zu besorgen, im Internet zu suchen und zu einer qualifizierten Ernährungsberaterin zu gehen. Wenn sie Ökotrophologin ist, wird die Beratung sogar von den meisten Kassen bezahlt.

Oft gibt Ihnen die Ernährungsberaterin nur ein oder zwei Termine. Ich rate Ihnen aber dringend, sie im ersten halben Jahr alle sechs Wochen aufzusuchen und mit ihr durchzusprechen, wie es mit Ihrer Ernährung geht und ob Sie alles richtig machen.

Machen Sie sich aber immer klar, dass die Ernährungsberaterin bzw. der Ernährungsberater nur Empfehlungen gibt und Sie selbst abschätzen müssen, was wirklich für Sie die richtige Ernährung ist. Durch die Übungen bekommen Sie auf Dauer ein wesentlich besseres Körpergefühl und merken schneller, ob ein Lebensmittel für Sie gut, neutral oder schädigend ist.

!

Gehen Sie zu einer Ernährungsberaterin.

Sinnvolle Esskultur

Eine gute Esskultur dient einem gesunden Darm, denn auch die Form, in der wir unsere Nahrung zu uns nehmen, beeinflusst die Verdauung. Folgende Regeln sollten Sie dabei beachten:

!

Die Ernährung sollte abwechslungsreich sein.

- Essen Sie lieber nicht in Hektik und Eile. Unterwegs eine „schnelle Mahlzeit" einnehmen, beim Gehen essen – das sollten Sie vermeiden. Essen Sie langsam und ganz in Ruhe.
- Beim Essen sollte Ihre ganze Aufmerksamkeit bei der Mahlzeit liegen und nicht auf anderen Beschäftigungen wie Lesen oder Fernsehen. Außerdem sollten Sie keine unangenehmen Gespräche während des Essens führen. Genießen Sie Ihre Mahlzeit.
- Jeden Bissen sollten Sie 30 Mal kauen, bevor Sie ihn hinunterschlucken, denn die Verdauung beginnt im Mund. Zerkleinertes Essen wird durch den Speichel aufgespalten: Die weiteren Verdauungsschritte sind leichter und der Verdauungstrakt wird weniger belastet.
- Richten Sie nur kleine Portionen auf einem Teller an.
- Ernähren Sie sich möglichst fettarm und ballaststoffreich.
- Essen Sie weder zu heiß noch zu kalt.
- Trinken Sie täglich 2 bis 2,5 l Flüssigkeit. Gut sind stilles Wasser oder dünner Kräutertee.
- Hören Sie auf zu essen, wenn Sie sich satt fühlen.
- Es ist wichtig, dass Sie die Mahlzeiten regelmäßig zu sich nehmen, das bedeutet feste Essenszeiten am Tag. Auf jeden Fall morgens frühstücken, eine Mittagsmahlzeit und eine Mahlzeit am Abend, möglichst nicht nach 19 Uhr.

Selbst gemacht ist besser!
Industriell hergestellte Nahrungsmittel enthalten häufig Konservierungsmittel, Geschmacksverstärker oder andere schädliche Zusätze. Am besten stellen Sie Ihre Speisen selber aus frischen Zutaten wie Obst, Gemüse und Kräutern her. Fleisch sollten Sie reduzieren. Außerdem gilt es, gesättigte Fettsäuren zu meiden. Besser sind kalt gepresste Öle.

Ernährungsempfehlungen

Die meisten allgemeinen Ernährungsempfehlungen richten sich an Menschen mit einem gesunden Darm und einer normalen Verdauung. Soll ein geschädigter Darm wieder in Ordnung gebracht werden, ist es jedoch sehr wichtig, dass Sie Ihre Ernährung speziell darauf einstellen.

- Gut für Sie sind Nahrungsmittel, die nicht im Darm gären. Dazu zählt harte Rohkost wie Möhren, Tomaten, Gurken und Ähnliches. Empfohlen werden zwei gekochte Mahlzeiten am Tag, weil diese nicht mehr gären können. In der Umstellungsphase heißt es den Obstanteil zu reduzieren, weil der Fruchtzucker zu Gärungsprozessen führen kann.

Genießen Sie Ihre Mahlzeiten in Ruhe, mit angenehmen Gesprächen, zu festen Essenszeiten am Tag.

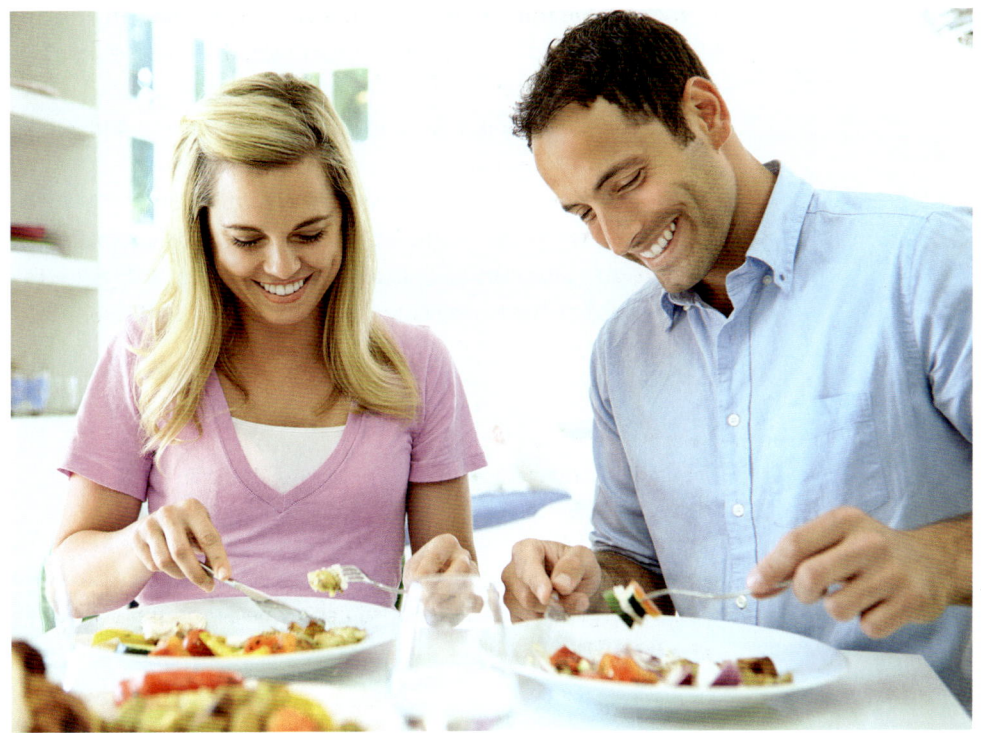

!

Gut für Sie sind
gekochte Mahl-
zeiten.

- Achten Sie beim Kauf verarbeiteter Nahrungsmittel darauf, dass keine „natürlichen Aromen" zugefügt wurden, denn diese werden aus Schimmelpilzen, Bakterien und anderen Substanzen gewonnen und können Allergien fördern.
- Meiden Sie unbedingt raffinierten Zucker und Produkte mit versteckten Zuckern. Mit einer zuckerreduzierten Ernährung lassen sich schädliche Keime im Darm zurückdrängen.
- Mit einem geschädigten Darm sollten Sie Milch eher meiden. Bei der Aufspaltung des Milchzuckers entstehen Säuren, deren Abpufferung dem Körper wertvolle Mineralien entzieht.

!

Machen Sie einen
Bogen um Fertig-
produkte.

- Meiden Sie Fertigprodukte, denen Konservierungsstoffe zugefügt wurden, wie das meist der Fall ist. Sie verhindern das Wachstum der Bakterien in Lebensmitteln. Der gleiche Mechanismus wirkt aber auch im Darm. Hier verhindern Konservierungsmittel den Aufbau einer gesunden Darmflora. Sie werden auch dafür verantwortlich gemacht, wenn die Darmschleimhaut durchlässig wird.
- Meiden Sie Hefeprodukte, da sie die Gärung fördern. Essen Sie hefefreies Brot oder lagern Sie es mindestens zwei Tage lang. Ebenso führen rohe Getreidebreie und Müsli zu Gärprozessen im Darm. Hülsenfrüchte und Kohl sollten Sie nur vorsichtig und in Maßen verzehren.

Ernährungsumstellung

Um Ihre Darmbeschwerden zu lindern, ist es vor allem wichtig, dass Sie Ihre Ernährung umstellen. Dabei ist es nötig, dass Sie mindestens sechs Wochen durchhalten. Sechs Wochen sind nicht viel, wenn Sie sich das einmal auf Ihr Leben und auf all die Zeit mit all Ihren Beschwerden umrechnen. Aber sechs Wochen sind ein langer Zeitraum, wenn Sie gerade erst anfangen. Hier die wichtigsten Regeln, um Ihnen das Durchhalten zu erleichtern.

!

Halten Sie mindes-
tens sechs Wochen
durch.

Nur das Beste Beginnen Sie jeden Tag damit, dass Sie sich erlauben, bewusst zu essen. Erlauben Sie sich außerdem, nachdem Sie festgelegt haben, mit welcher Nahrung Sie Ihren Darm heilen, erst einmal luxuriös und verschwenderisch nur die besten Lebensmittel für sich einzukaufen.

Absolut kein Zucker Es ist grundlegend, dass Sie jeden Zucker und jeden Süßstoff ersetzen. Finden Sie heraus, in welchen Lebensmitteln Zucker ist, schauen Sie wirklich auf jede Beschreibung der Zutaten. Sie werden total erschrocken sein, wenn Sie das noch nie gemacht haben und nun entdecken, wo überall Zucker und Zuckeraustauschstoffe enthalten sind. Geben Sie sich eine Chance und seien Sie sehr genau und sorgfältig mit Ihrer Ernährung.

Vollwertige Kohlenhydrate Achten Sie stets auf vollwertige Kohlenhydrate. Zucker ist ein Kohlenhydrat, das Ihnen nicht alle Nährstoffe zur Verfügung stellt, die unser Körper sonst aus Kohlenhydraten in der Nahrung herauszieht. Viele Menschen sind zurücksüchtig, weil die kurzkettigen Kohlenhydrate des Zuckers ein ständiges Verlangen nach mehr Kohlenhydraten erzeugen, was die Betroffenen ohne Wissen um die Zusammenhänge wiederum mit Zucker zu stillen versuchen. So entsteht ein Kreislauf ohne Ende.

Wir alle neigen dazu, in alte Verhaltensweisen, hier konkret in alte Ernährungsgewohnheiten, zurückzufallen. Wenn das passiert, dann entstehen wieder die alten Symptome und Sie meinen vielleicht, die sonderbare neue Ernährung funktioniere einfach nicht. Es ist aber wohl eher der Fall, dass Sie in Ihre alten Essgewohnheiten zurückgefallen sind und es überhaupt nicht gemerkt haben.

!

Wenn Sie nur einmal am Tag etwas Falsches essen, können die Symptome wiederkehren.

Wenn Sie einmal am Tag etwas Falsches essen, kann dies eine so starke Wirkung auf Ihren Körper haben, dass die ganzen alten Symptome von Neuem beginnen. Dann sind Sie schnell bei der Hand, die Therapie schlechtzumachen, denn Sie sind ja der Meinung, dass Sie alles richtig gemacht haben. Damit Sie nicht in diese Falle tappen, gebe ich Ihnen die dringende Empfehlung, auf Nummer sicher zu gehen. Gehen Sie regelmäßig zu einer Ernährungsberatung, bis Ihre Symptome wirklich verschwunden sind. Erst dann können Sie sicher sein, alles getan zu haben.

Lebensmittel austesten bei Allergie

Manche Reizdarmsymptome werden durch vielfältige Allergien hervorgerufen. Wenn das bei Ihnen der Fall ist, muss der Nahrungsaufbau mit einem einzigen Lebensmittel beginnen.

Richten Sie sich auf eine längere Zeit ein, in der Sie wöchentlich maximal ein Lebensmittel dem vorher gegessenen zufügen und mehrere Tage bis zu einer Woche testen, ob Sie es vertragen.

Haben Sie Geduld mit sich, gehen Sie in dieser Phase auf keinen Fall auswärts essen und nehmen Sie immer die Lebensmittel mit, die Sie vertragen, damit Sie nicht in Gefahr kommen, etwas anderes zu essen.

Meistens ist diese Prozedur nach einigen Wochen so weit, dass Sie genügend unterschiedliche, für Sie verträgliche Lebensmittel essen können.

Zeit für Vollkornbrei

Falls Sie jemand sind, der gerne Süßes isst, ist dieser Abschnitt für Sie absolut wichtig.

Wir haben zwei Töchter, die größere von beiden interessierte sich als Kind überhaupt nicht für Süßigkeiten und die kleinere stopfte alles Süße in sich hinein, was sie finden konnte. Als gute Mutter und Psychotherapeutin kontrollierte ich natürlich direkt, ob für dieses Kind das Süße im Leben – Zuneigung, Aufmerksamkeit, Lob, Liebe, Freundlichkeit, all diese Dinge – wirklich genug vorhanden war. Wir lebten damals in einem kleinen Haus auf dem Land mit Garten, Pferden vor der Tür, einem Bach in der Nähe und einem wunderschönen Spielplatz. Es war die Landidylle pur. Mein Mann und ich arbeiteten bis zu 80 Prozent unserer Zeit zu Hause. Wenn wir keine Zeit für die Kinder hatten, hatten sie immer die gleiche supernette Kinderfrau. Hier konnte es keinen Aufmerksamkeits- und Liebesmangel geben.

Ich ging auf die Suche nach dem, was meiner vierjährigen Tochter fehlte. Irgendwann sprach ich mit der neuen holländischen Lehrerin, die in unserer Waldorfschule arbeitete. Es war ganz einfach. Sie sagte: „Das ist doch klar, deinem Kind fehlen die komplexen Kohlenhydrate. Wie oft isst sie Brei aus Vollkornreis und andere Breie aus Vollkorngetreide? Du darfst dem Kind keine vollen Körner geben, sie müssen fein zermahlen sein, damit der Darm sie aufnehmen kann. Und das musst du mindestens sechs Wochen durchführen."

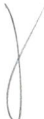

Ich aktivierte meine alte Kaffeemühle, um die Körner zu zerkleinern, und gab dem Kind drei- bis viermal in der Woche einen Brei aus gemahlenem Vollkornreis oder gemahlenen anderen Körnern. Es war unglaublich. Innerhalb von drei bis vier Wochen interessierte sich meine Tochter nicht mehr für all die Süßigkeiten, die es immer noch im Hause gab. Seitdem ist diese Empfehlung die erste, die ich gebe, wenn Menschen mit Darmproblemen zu mir kommen: Stellen Sie Ihren Zuckerbedarf gleichzeitig mit der Ernährung auf Brei aus Vollkornreis um!

> **!**
>
> Komplexe Kohlenhydrate statt Zucker!

Sie brauchen heute nicht einmal mehr eine Kornmühle, in jedem gut sortierten Drogeriemarkt und in jedem Reformhaus, in jedem Bioladen oder Biomarkt bekommen Sie heute wohlschmeckenden Vollkornbrei sogar in Instantform. Es gibt inzwischen eine breite Palette schnell zuzubereitender Vollkornkost für jeden.

Menschen mit Darmproblemen dürfen keine ungemahlenen Körner essen. Diese Körner kann ihr Körper überhaupt nicht ver-

!

Ganz wichtig: Essen
Sie keine ungemah-
lenen Körner.

dauen. Sie lagern tagelang im Darm ein und belasten die Verdauung. Jetzt sagen Sie sicher, ich kann doch Vollkornbrot essen. Aber Vollkornbrot ersetzt nicht den Brei. Vollkornbrot ist sehr gesund, es ist jedoch für Sie nur dann essbar, wenn es wirklich komplett durchgemahlen ist. Es dürfen keine ganzen Körner und keine Nüsse drin enthalten sein. Diese würden nicht verdaut werden und würden Sie nur belasten.

Falls Sie trotzdem gerne Nüsse und Körner essen und nicht darauf verzichten wollen, müssen Sie jeden Bissen 50-mal kauen. Da ist doch Brei sehr viel einfacher zu essen.

Holen Sie sich leckere Rezepte aus dem Internet oder aus einem Kochbuch. Sie können Brei herzhaft oder süß zubereiten. Ich gebe zur geschmacklichen Verfeinerung immer einen Viertel Teelöffel Butter dazu. Probieren Sie es aus!

Ungewöhnlich, aber effektiv: Nuckeln

Was ich Ihnen nun vorstelle, ist eine zugegebenermaßen sehr ungewöhnliche und spezielle Hilfe für Ihre Darmstörung, aber umso effektiver. Sie müssen hier über sich selbst hinausgehen und sehr innovativ und neu denken.

Wie Sie schon wissen, habe ich zwei Töchter, und nachdem ich beide relativ lange gestillt hatte, gab es bei uns bestimmt noch zwei Jahre die Babyflasche. In dieser Zeit bemerkte ich etwas sehr Ungewöhnliches. Immer, wenn ich die Babyflasche testete, indem ich selbst ein wenig an ihr saugte, stellte ich fest, dass ich dauerhaft ruhiger und entspannter wurde. Dann merkte ich, dass ich nicht mehr an dem Nuckel saugte, sondern drückte. Nun machte ich mich mit meinen Freundinnen und Schwestern auf die Suche, was es mit dem Stillen auf sich hat. Meine ältere Schwester sagte mir, dass die Kinder beim Stillen nicht an der Brust saugen, sondern drücken.

Dann fiel mir auf, dass mein Patensohn kurz nach dem Abstillen im Alter von ungefähr sechs Monaten immer das ganze Es-

!

Kinder saugen beim
Stillen nicht an der
Brust, sie drücken.

sen, das ihm seine Mutter sorgsam mit dem Löffelchen in den kleinen Mund schob, wieder herausdrückte. Ich fand es sehr irritierend, dass der Junge nicht einfach sein leckeres Mahl im Mund behielt, sondern es bestimmt vier- bis fünfmal mit der kleinen Zunge aus dem Mund herausdrückte. Seine Mutter erklärte mir, dass dies vom Stillen käme, weil die Kinder beim Stillen mit der Zunge gegen die Brust drücken.

Ich konnte mich schließlich an meine Phase als Kind erinnern. Ich habe relativ lange am Daumen genuckelt und ich weiß, dass ich immer den Daumen am Gaumen hatte und mit der Zunge gegen den Daumen drückte.

Schließlich machte ich den Selbstversuch. Ich drückte immer mal wieder mit meiner Zunge oben gegen den Gaumen. Ich machte das ein, zwei, drei Minuten lang und plötzlich merkte ich, dass sich mein ganzer Rücken bis zum After entspannte und alles wärmer wurde.

Zusätzlich erhielt ich von einer damals 24-jährigen Freundin die Nachricht, dass sie ihre Magersucht mit einer Babypulle beendet hätte. Irgendwann hatte sie bemerkt, dass sie überhaupt nichts mehr essen konnte. In ihren Magen passte nichts hinein und sie hatte auch keinen Hunger. Sie erreichte ein kritisches Gewicht, wo klar war, dass sie sterben musste, wenn sie nicht endlich essen würde. Sie kaufte sich dann eine Babyflasche mit einem Breisauger und trank daraus jeden Tag drei- bis fünfmal eine Füllung Schmelzflocken. Innerhalb weniger Wochen war der Darm so entspannt, dass sie wieder normal essen konnte. Es war fast wie ein Wunder. Heute hat sie drei Kinder und von der Magersucht ist nichts mehr zu sehen.

Was haben diese Geschichten mit Ihnen und Ihren Darmproblemen zu tun?

!

Der Saugreflex entspannt den ganzen Darm.

Saugen entspannt den Darm

Der Saugreflex entspannt so gravierend den Darm, dass dieser wieder beginnt, normal zu reagieren. Der ganze Darm entspannt sich. Dies hat zur Folge, dass sich innere Anspannung löst. Über den Saugreflex schüttet der Körper Hormone aus und wir fühlen uns leicht und freudvoll.

Bedrückende Situationen, Stress sowie andere Belastungen wirken sich negativ auf das Reizdarmsyndrom aus. Viele Patienten bestätigen, dass Belastungen die Erkrankung verschlimmern. Außerdem spielt Stress in der Entstehung des Problems eine wesentliche Rolle.

Ich empfehle daher allen meinen Darmpatienten, aber auch gelegentlich den Patienten mit Schlafstörungen und Ängsten, die Nuckelpulle. Die folgenden Entspannungsübungen sollen Ihnen dabei helfen, sich zu regenerieren, den Stress zu mildern und außerdem die Erkrankungssymptome zu lindern.

Sie brauchen es niemandem zu erzählen, wenn Sie mit der Nuckelflasche begonnen haben. Es wirkt sicherlich äußerst merkwürdig in unserer modernen, „fortschrittlichen" Gesellschaft. Sie müssen einen großen Schritt über die Art, wie Sie „normalerweise" sind, hinausgehen. Nehmen Sie die Nuckelflasche als therapeutisches Gerät.

• Kaufen Sie eine Nuckelpulle mit oder ohne Blümchen und einen Breisauger dazu. Sie können alles in diese Flasche tun, was nicht sauer ist. Das heißt, Säfte, Kaffee und alkoholische Getränke gehören nicht hinein. Sie können die Schmelzflocken, die Sie gerne haben, hineinfüllen. Wenn Sie Suppen mögen, füllen Sie Suppen hinein. Sofern Sie Milch gut vertragen, kommt auch warme oder kalte Milch infrage. Kaufen Sie sich eine Babyflasche für nahrhafte Getränke und eine Babyflasche für neutrale Getränke.

- Falls Sie sich nicht dazu durchringen können, eine Babyflasche zu kaufen, besorgen Sie sich ganz viele Trinkröhrchen und beginnen Sie Getränke mit Trinkröhrchen zu trinken.
- Sie haben auch die Möglichkeit, gelegentlich wieder am Daumen zu lutschen. Doch machen Sie es besser nicht in der Straßenbahn, weil noch nicht alle Leute wissen, dass das eine therapeutische Methode ist.
- Sie können aber auch einfach mit der Zunge gegen den Gaumen und das Gaumensegel drücken, immer wenn Sie sich an diese Übung erinnern.

> **!**
> Trinkröhrchen sind eine Alternative.

Wie bei allen Übungen braucht es einige Tage bis hin zu sechs Wochen, bis sich der normale Saugreflex wieder einstellt. Geben Sie nicht vorher auf, denn die Babyflasche hilft nur, wenn das automatische Drücken der Zunge gegen den Gaumen entsteht, um die Flasche zu leeren.

Es hört sich vielleicht alles sehr komisch für Sie an und eigentlich will man ja kichern über so einen Unsinn. Finden Sie es einfach verrückt und haben Sie Spaß an der Übung. Manchmal haben wir ganze Familien, die hinterher ihre Nuckelpullen lieben.

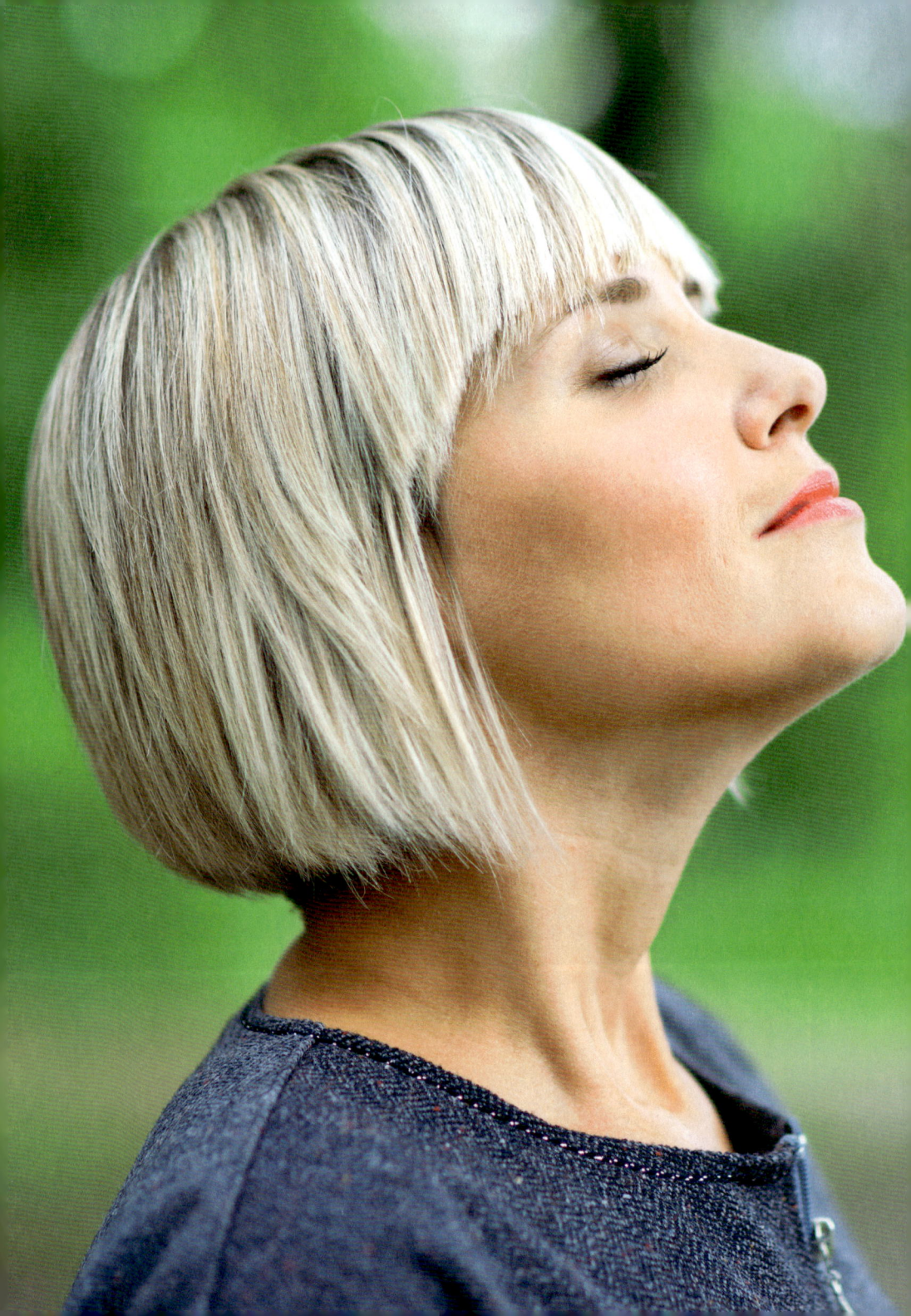

REIZDARMSYNDROM LINDERN: DIE ÜBUNGEN

In meinem Übungsprogramm habe ich das Beste aus westlichen und östlichen Entspannungs- und Therapieverfahren kombiniert. Meine einfachen Übungen helfen Ihnen dabei, Beschwerden zu reduzieren und mit nervlicher Belastung besser umzugehen. Auch wenn sie vielleicht auf den ersten Blick banal wirken: Die achtsamkeitsbasierten Übungen aktivieren und ordnen Ihre Lebenskraft und entspannen Ihren Darm.

So sind Sie gut vorbereitet

Bevor Sie mit den ungewöhnlichen, einfachen Übungen meiner Methode beginnen, haben Sie alle wichtigen Maßnahmen durchgeführt. Sie haben sich mit Ihrer Ernährung beschäftigt. Sie kochen für sich selbst oder jemand kocht für Sie. Sie haben Zucker gegen vollwertige Kohlenhydrate ausgetauscht. Sie haben mehrere Wochen mit der ungewöhnlichen Trinkkur aus der Babyflasche experimentiert und immer mehr die Scheu verloren, solche ausgefallenen Experimente durchzuführen, um endlich wieder gesund, lebensfroh und voller Freude mit einem funktionierenden Darm leben zu können. Möglicherweise ist mit diesen äußerst einfachen Handlungen, zu denen Sie sich durchgerungen haben, schon vieles besser geworden.

Vielleicht war das Schwierigste für Sie, sich jeden Tag zu bewegen – jeden Tag mindestens eine halbe Stunde spazieren zu gehen, Fahrrad zu fahren, zu schwimmen oder eine andere Bewegung zu wählen, die Ihnen liegt.

Wichtig ist bei all diesen Aktivitäten, dass Sie irgendwann den Sinn erkennen und fühlen können, wie einfach es wird, diese Praktiken in den Alltag zu integrieren. Alles, was Sie integrieren wollen, dauert mindestens sechs Wochen bis hin zu drei Monaten. Wir Menschen sind nicht schneller.

Das Geheimnis der von mir entwickelten Übungen liegt in der Kombination von westlichen und östlichen Entspannungs- und Therapieverfahren. Im Einzelnen handelt es sich um Übungen aus

!

Bis Sie die Neuerungen integriert haben, vergehen mindestens sechs Wochen.

- der Meditation
- der bioenergetischen Analyse
- der sanften Selbstmassage
- des chinesischen taoistischen Heilwissens

Üben mit System

Die wichtigsten Tipps zu Ort, Zeit und Dauer der Übungen habe ich Ihnen bereits im Abschnitt „Ihr Fahrplan für die Maria-Holl-Methode" (siehe Seite 22) gegeben.

Hier nun möchte ich Ihnen weitere Hinweise geben, wie Sie Ihre Übungen zusammenstellen können und was es sonst noch zu beachten gilt.

Ihr Reizdarmsyndrom ist so individuell wie Sie selbst. Deshalb stellen Sie sich die Übungen selbst zusammen. Ich habe Patienten in der Praxis, denen mehrere Monate individuell zusammengestellte Übungen helfen, und andere, die mit ein bis drei Übungen eine große Linderung erfahren.

!

Die Maria-Holl-Methode ist individuell.

Methode 1

Eine Methode ist, von Lektion 1 beginnend bis Lektion 12 die Übungen in insgesamt ca. einem Jahr, das heißt jede Lektion drei bis vier Wochen lang jeden Tag, durchzuführen.

Methode 2

Eine andere Möglichkeit besteht darin, mit einer Lektion zu beginnen, die Sie angesprochen hat.

Falls in der Lektion keine Übungen für die Füße und Beine vorgeschrieben sind, beginnen Sie diese Lektion immer mit der Übung „Massage der Füße mithilfe des Fußbodens" (Lektion 2) und beenden Sie sie immer mit dem „Ausatmen mit der Handschale" (Lektion 3).

Stellen Sie sich ein Übungsprogramm zusammen, das Sie gerne machen. Üben Sie das Programm so lange, bis es langweilig und alltäglich wird. Wenn das Üben langweilig wird, ist es an der Zeit, die Übungen auszutauschen.

Ich empfehle Ihnen, Übungsroutinen zu entwickeln. Übungsroutinen sind täglich immer wiederkehrende Übungen, die Sie in Ihren Alltag einbauen.

Machen Sie sich eine kleine Liste mit Übungsroutinen, hängen Sie diese Liste auf und kreuzen Sie die Übungsroutinen, die Sie in den nächsten Wochen durchführen wollen, an. Schreiben Sie ein Datum dazu.

Fünf mögliche Übungsroutinen

Hier möchte ich Ihnen fünf Übungsroutinen vorschlagen, die Ihnen als Anregung dienen sollen. Falls keine dabei ist, die Ihnen gefällt, entwickeln Sie selber welche. Vielleicht haben Sie auch Übungsroutinen aus anderen Techniken, etwa Yoga, Walking oder Feldenkrais.

Übungsroutine 1: Massage der Füße mithilfe des Fußbodens (Lektion 1). Täglich fünf Minuten.

Übungsroutine 2: Verwurzeln der Füße (Lektion 2), wo immer Sie gerade sind. Dreimal täglich.

Übungsroutine 3: Den Schließmuskel fühlen (Lektion 4). Immer wenn Sie sitzen.

Übungsroutine 4: Die Verlängerung der Zehen (Lektion 9). Viermal am Tag nach jedem Telefonat.

Übungsroutine 5: Spazieren gehen. 30 Minuten täglich.

Wählen Sie für eine Woche oder zwei Wochen ausschließlich eine Übungsroutine und führen Sie diese so häufig durch, wie Sie sich vorgenommen haben.

Mein Angebot für Sie

Falls Sie sehr irritiert sind, welche Übungen Sie durchführen sollen, gibt es für Sie die Möglichkeit, in meiner Praxis einen Telefontermin zu buchen. Qualifizierte Therapeuten helfen Ihnen dann, die Übungen neu zusammenzustellen.

Für Menschen mit Darmproblemen von außerhalb biete ich eine Kompakttherapie an. Eine Kompakttherapie kann drei oder fünf Tage dauern. Ein qualifizierter Therapeut übt dann jeden Tag drei Einheiten der für Sie persönlich zusammengestellten Übungen aus der Maria-Holl-Methode mit Ihnen. Fragen Sie in der Praxis nach.

Die Auswirkungen beobachten

Wenn Ihre Darmsymptome und -probleme durch das Üben weniger werden, notieren Sie sich auf jeden Fall die Übungen, die Sie durchgeführt haben. Die meisten Patienten wissen schon nach kürzester Zeit nicht mehr, was ihnen geholfen hat. Schreiben Sie direkt auf, durch welche Übung und Lektion die Symptome weniger wurden.

In seltenen Fällen kann es auch sein, dass die Symptome zunehmen. Dafür gibt es mehrere mögliche Ursachen:

1. Die Übung bekommt Ihnen nicht oder Sie lehnen sie ab.

2. Die Füße und Hände sind kalt und nicht geöffnet, Ihre Körperkraft staut sich im Körper und erzeugt Unwohlsein. Dann führen Sie bitte direkt Übungen für die Hände und Füße durch.

3. Sie spüren sich mehr und nehmen die Körpersymptome bewusster wahr. Dies ist eine Art Heilreaktion auf die Übungen. In diesem Fall sollten Sie die Übungen auf jeden Fall fortsetzen.

Fall Sie sich unsicher sind, was es ist, können Sie immer einen Beratungstermin bei mir in der Praxis vereinbaren.

Bitte beachten

- Beginnen Sie die Übungen immer auf der rechten Seite des Körpers, denn laut der Lehre des Taoismus geht die Tagesenergie von rechts nach links.
- Wenn Sie zu Schwindel neigen, machen Sie Übungen, in denen mit innerer Vorstellung gearbeitet wird, gleichzeitig auf beiden Seiten.
- Wenn Sie bei den Übungen Reaktionen spüren, schreiben Sie diese auf. Wenn es Übungen gibt, die Ihnen besonders guttun, markieren Sie diese oder kreuzen Sie sie an, damit sie nicht vergessen werden.

Dann kann es jetzt losgehen. Denken Sie daran: Gehen Sie mit Ausdauer und Zuversicht an die Übungen heran.

Lektion 1: Die Grundübungen

Das Schütteln der Beine

Sie beginnen mit einer recht einfachen Vorübung. Ich führe diese Übung immer morgens während meiner Morgentoilette durch.

Übung

Sie stellen sich leicht breitbeinig hin. Die Füße stehen parallel auf Schulterbreite und Sie knicken in den Knien leicht ein. Nun strecken Sie abwechselnd das rechte und das linke Bein und lassen es wieder los. Achten Sie dabei darauf, dass Sie das Bein nie ganz durchdrücken. Etwa 90 Prozent der möglichen Streckung sind genug. So bewegen Sie Ihre Knie flüssig abwechselnd von vorne nach hinten und von hinten nach vorne. Am Anfang ist diese Bewegung ungewohnt. Versuchen Sie weiterhin, die Knie nicht durchzudrücken. Bei dieser Bewegung heben Sie die Ferse leicht vom Boden hoch und dann kommt sie wieder auf den Boden zurück. Ihr Becken darf sich gerne dabei bewegen, die Arme dürfen schwingen. Lassen Sie die Arme nur leicht schwingen und verstärken Sie das Schwingen nicht.

Es gibt Menschen, die haben an dieser Bewegung sofort Freude, bei anderen ist die Bewegung so steif und die Beine fühlen sich so hart und verspannt an, dass es wochenlang unangenehm ist. Lassen Sie sich nicht entmutigen, die Entspannung Ihrer Beine und Ihres Beckens hängt grundlegend mit der Entspannung Ihres Darmes zusammen. Die Bewegungen tun Ihnen gut und entkrampfen.

Am Anfang bewegt man die Beine nach vorne und hinten, aber irgendwann kommt etwas dazu, was ein automatisches Schütteln und Vibrieren der Muskulatur hervorbringt.

Wenn Sie keine Lust zu dieser Übung haben, seien Sie ruhig wütend und schimpfen Sie herum. Das Schimpfen hilft sehr. Wenn es Ihnen möglich ist, seien Sie ruhig laut dabei: „So eine blöde Übung soll ich morgens machen", aber schütteln Sie einfach weiter dabei.

Für die meisten Menschen mit Darmstörungen ist dies eine sehr gute Übung zur Lockerung der Beine. Möchten Sie ein Beispiel sehen, wie es mit dem Schütteln aussehen kann, wenn die Muskulatur locker ist? Dann schauen Sie sich Auftritte des jungen Elvis Presley („Elvis the pelvis") im Internet an.

! Das Schütteln ist eine natürliche Bewegung, um Stress zu lösen.

Bitte beachten
Ganz wenige fühlen sich durch Schüttelübungen desorientiert. Wenn das bei Ihnen der Fall ist, schütteln Sie sich bitte nicht, sondern bewegen Sie die Beine nur hin und her. Dieses Lockern der Muskulatur sollten Sie nur behutsam steigern, wenn Sie sich dadurch desorientiert fühlen.

Für alle anderen wird das auf Dauer eine wahre Freude des Lockerwerdens und, so ungewöhnlich sich das anhört, Ihr Selbstbewusstsein steigt durch diese Übung.

! Das Beineschütteln ist auch gut für Ihr Selbstbewusstsein.

Die Überkreuzübung

Die nächste Übung, die z. B. zu Ihrer Morgengymnastik gehören kann, ist die Überkreuzübung.

Übung

Sie stellen sich hin, heben dann das linke Knie und führen den rechten Ellenbogen zum linken Knie. Dann rechtes Knie heben und linken Ellenbogen zum Knie führen. Immer weiter abwechseln.

Jetzt schieben Sie, während Sie die Überkreuzübung weiter durchführen, Ihre Zungenspitze zwischen Ihre Vorderzähne zur Entspannung des Kiefergelenks.

Danach schreiten Sie durch den Raum, setzen Ihre Füße bewusst bei jedem Schritt auf den Fußboden. Stellen Sie sich dabei vor, der Boden ist locker und weich und Sie sinken bei jedem Schritt in den lockeren Boden ein.

!

Die Übung ist auch gut für die Koordination.

Diese Übung können Sie überall und jederzeit machen. Sie ist hilfreich für die Koordination und den Abbau von Stress.

Bein-Schüttelübung und Überkreuzübung kombinieren

Kombinieren Sie die Schüttelübung mit der Überkreuzübung. Schütteln Sie die Beine etwa eine Minute lang. Danach machen Sie die Überkreuzübung genauso lang und führen Sie diesen Wechsel zwei- bis dreimal durch.

Der doofe Blick

Und jetzt wieder eine Übung, die für Sie total neu ist. Das Schütteln der Beine lockert Ihren Körper und aktiviert Ihr Selbstbewusstsein, die Überkreuzübung balanciert das Gleichgewicht, und „Der doofe Blick" sorgt dafür, dass Ihr Mund, Ihre Speiseröhre, Ihr Magen und Ihr Darm und nicht zuletzt Ihr Schließmuskel wieder locker werden.

Sie legen die Zunge auf die unteren Zähne, sodass der Mund leicht ge-öffnet ist und man die Zunge breit zwischen den Lippen liegen sieht. Da wir dabei total doof aussehen, nenne ich diese Übung „Der doofe Blick".

Übung

Lassen Sie einmal Ihre Zunge für ein bis zwei Minuten zwischen den Zähnen heraushängen; wenn sie kühl oder trocken wird, ziehen Sie sie kurz wieder in den Mund zurück. Wenn Sie dabei in den Spiegel schauen, sehen Sie, dass es richtig doof aussieht. Aus diesem Grund wird die Übung auch nicht gerne in der Öffentlichkeit praktiziert, aber im priva-ten Raum ist sie, ohne sich lächerlich zu machen, gut durchzuführen.

Diese Übung praktizieren Sie jeden Morgen und, wer weiß, viel-leicht wird sie sogar Ihre Lieblingsübung. Trauen Sie sich, auch wenn es sich manchmal wirklich „doof" anfühlt und erst einmal ganz neu für Sie ist.

In unserer Kultur darf die Zunge nicht heraushängen, weil wir das mit Dummheit und Ungebildetsein in Zusammenhang brin-gen. Aber das macht nichts, Sie sind alleine.

Das ist ganz oft in meinen Gruppen die absolute Lieblings-übung, weil es dann ganz still im Inneren wird. Wir werden da-von ganz ruhig und die ganze Spannung aus dem Nacken und dem Kieferbereich löst sich. „Der doofe Blick" nimmt die Span-nung weg, entspannt das Gehirn und verlangsamt die Denktätig-keit.

!

Für viele entwickelt sich „Der doofe Blick" zur Lieblings-übung.

In der taoistischen Medizin liegt auf der Zunge das innere Sprachzentrum und es heißt, wenn die Zunge angespannt ist, ist das Gehirn ebenfalls angespannt. Wenn die Zunge entspannt, ist auch das Gehirn entspannt.

Machen Sie die Übung noch einmal und spüren Sie, dass es noch ein Stück ruhiger wird. Sie nimmt den Gedankenstrom von uns weg und wir sind einfach da, fast interesselos und gleichgül-tig.

Wenn Sie die Übung einige Male durchgeführt haben und Sie wachen nachts auf und haben die Zähne zusammengebissen, schieben Sie einfach die Zunge dazwischen. Sie brauchen nichts anderes zu machen. Manchmal ist es so, dass extreme Spannungen an Unter- und Oberkiefer schmerzhaft im Gesicht spürbar sind.

Vielleicht gehen Sie zunächst vorsichtig mit dieser Übung um und massieren erst einmal von außen und üben, den Kiefer zu halten und aufzustützen, bevor Sie die extrem entspannende Übung mit dem „doofen Blick" machen.

!

„Der doofe Blick" kann sogar depressive Verstimmungen lösen.

So unglaublich es sich anhört, „Der doofe Blick" nimmt neben den Verspannungen im Verdauungstrakt oft auch depressive Verstimmungen weg. Eine Frau, die die Übung jeden Morgen zu Hause mehrere Stunden praktizierte, verlor nach wenigen Wochen ihre gesamten Darmprobleme. Ich war fassungslos, sie kam nur noch zu mir, um sich zu bedanken und dann fragte sie: „Ist es möglich, dass ich durch diese Übung wieder mehr lache?" Ja, das ist möglich, da sich Sorgen, Not und Verbitterung oft in einer Verspannung des Mundes, des Kiefers und des Gaumens niederschlagen.

So neu das für Sie sein mag, es ist egal, ob Sie Ihre Sorgen beenden oder ob Sie lediglich durch die Übung Ihr Gesicht darüber informieren, dass alles in Ordnung ist und dass die Spannung loslassen kann. Beide Richtungen helfen in meiner Arbeit. Sie informieren durch diese Übungen Ihren Körper, dass er die Kontrolle loslassen und wieder leicht und beschwingt am Alltag teilnehmen kann. Wenn Ihr Körper beschwingt ist, werden auch die Gedanken wieder beschwingt, und was ganz unglaublich ist, es ist, als hätte die Umwelt die Übungen mitgemacht, auch unsere Umwelt ist plötzlich beschwingter und leichter.

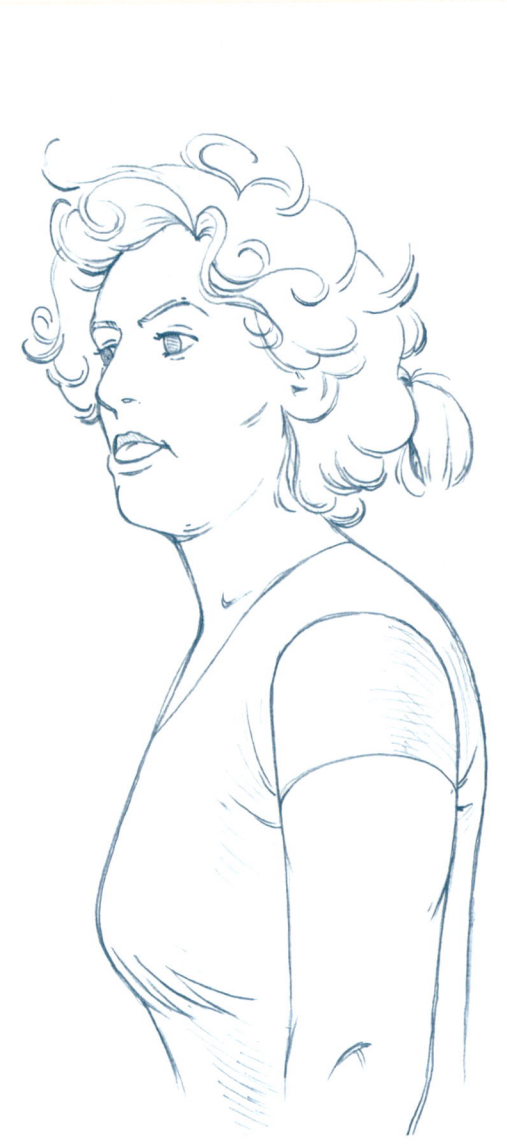

„Der doofe Blick"
ist eine Übung, die
die Nacken- und
Kiefermuskulatur
gravierend ent-
spannt.

Lektion 2: Wurzeln in der Erde und in der Realität

Diese zweite Lektion der Übungen der Maria-Holl-Methode ist der erste Schritt aus allen Sorgen und Ängsten heraus in eine angstfreie, beschwerdefreie, gesunde und leichte Zukunft. Führen Sie diese Übungen jeden Tag immer wieder neu durch. Gönnen Sie sich Zeit für sich und Ihren Körper.

Massage der Füße mithilfe des Fußbodens

Günstig für diese Meridianübung ist ein Teppichboden. Falls kein Teppichboden vorhanden ist, hilft auch eine Fuß- oder Isomatte als Unterlage. Die traditionelle chinesische Medizin bezeichnet als Meridiane Körperbahnen, in denen die Lebensenergie fließt.

Übung

Setzen Sie sich auf einen bequemen Stuhl. Sie beginnen damit, den rechten Fuß und die Außenseite des kleinen Zehs auf dem Fußboden zu massieren. Massieren Sie den Fuß, indem Sie ihn von der Ferse über den Außenrist bis zum kleinen Zeh gegen den Boden drücken. Massieren Sie die Außenseite mindestens eine Minute lang, aber nur eine gefühlte Minute, keine Minute, die Sie von der Uhr ablesen, und keine Minute, in der Sie auf 60 zählen.

Anschließend massieren Sie die Ferse mit ein wenig Ausdauer etwa eine Minute lang auf dem Fußboden. Danach massieren Sie gründlich und ausdauernd mindestens eine Minute lang die Innenseite des Fußes von der Ferse bis zum großen Zeh.

Jetzt schütteln Sie den Fuß aus und stellen sich vor, es würden Würfel aus dem Fuß herausfallen. Falls Sie sich Bilder schwer vorstellen können, nehmen Sie einige Spielwürfel, legen sie vor sich auf den Fußboden und stellen sich vor, dass diese Würfel nach und nach an vielen Stellen aus Ihren Füßen herausfallen.

!

Insgesamt dauert die Massage etwa drei Minuten.

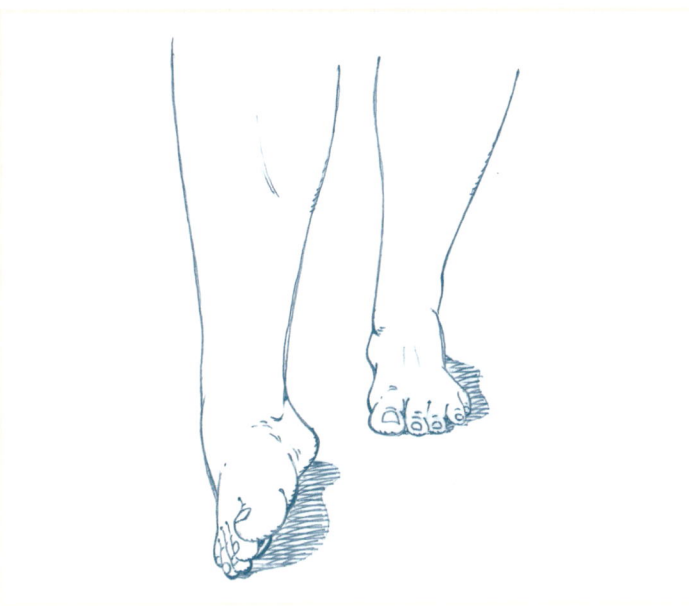

Drücken Sie Ihren Fuß von der Ferse über den Außenrist bis zum kleinen Zeh gegen den Boden.

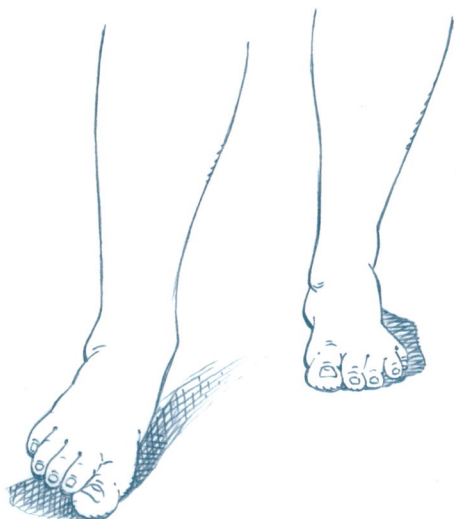

Drücken Sie Ihren Fuß von der Ferse über die Innenseite bis zum großen Zeh gegen den Boden.

Bildhafte Vorstellungen aktivieren die rechte Gehirnhälfte und helfen, den rechten und linken Gehirnlappen wieder zu vernetzen, was zu einem Zustand der Entspannung führt.

Stellen Sie sich nun leicht breitbeinig hin, gehen etwas in die Knie und kippen das Gesäß etwas nach hinten, indem Sie ein leichtes Hohlkreuz machen. Fühlen Sie in Ihren Körper und spüren Sie, wie sich der rechte und der linke Fuß anfühlen.

Schütteln Sie den Fuß aus und stellen sich vor, es würden Würfel aus dem Fuß herausfallen – bildhafte Vorstellungen helfen entspannen.

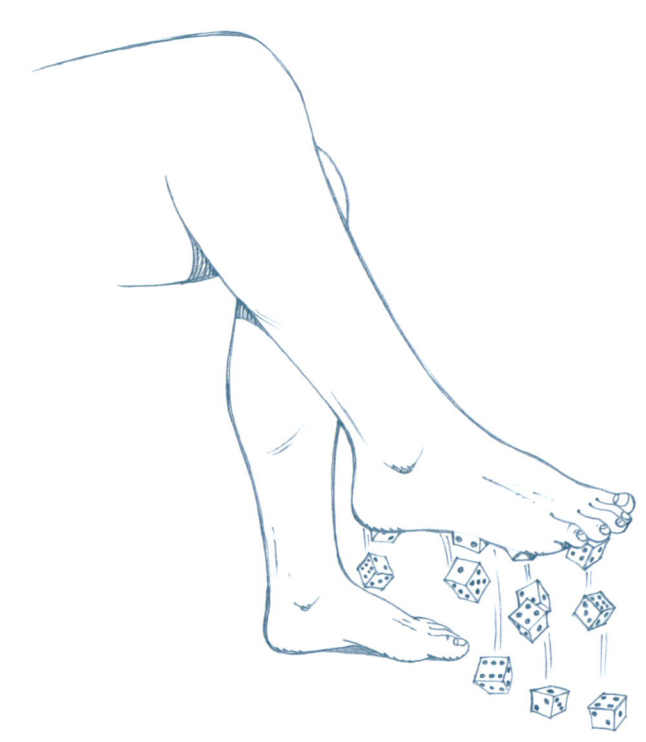

Die Füße können sich exakt gleich anfühlen, es kann aber auch sein, dass die schon massierte Seite sich etwas leichter, kälter oder wärmer, dicker oder dünner, länger oder kürzer anfühlt. Sie merken an der Aufzählung der Eigenschaften, dass alles möglich ist, und vielleicht fühlen Sie auch gar keinen Unterschied. Das ist alles in Ordnung. Spüren Sie Ihren Körper.

Solche Einspürübungen kommen aus den alten chinesischen Gesundheitsübungen. Früher hießen sie „Die Übungen zur Gesunderhaltung der Gesamtbevölkerung". Der Fachbegriff heute lautet „Auf Achtsamkeit basierende körperorientierte Übungen".

Jetzt setzen Sie sich bitte wieder hin und beginnen den linken Fuß auf dem Fußboden zu massieren. Spüren Sie in den Fuß hinein. Sie massieren auch hier zuerst die Außenseite. Sie massieren von der Ferse bis zum kleinen Zeh. Massieren Sie wieder mit etwas Ausdauer ungefähr eine Minute lang die Außenseite Ihres Fußes. Jetzt nehmen Sie sich Zeit und Muße für die Ferse. Fühlen Sie die Struktur Ihrer Ferse und die Struktur des Fußbodens. Massieren Sie nun die Innenseite Ihres Fußes. Bitte schütteln Sie auch diesen Fuß aus und lassen Sie in Ihrer Vorstellung Würfel herausfallen.

In der Fußreflexzonenmassage entsprechen der ganze Zehenbereich unserem Kopf und Nacken, der Fersenbereich unserem Bauch und Becken. Das heißt, falls Sie gravierende Verspannungen im Nacken haben, was bei Darmproblemen öfter der Fall ist, massieren Sie so indirekt Ihren Nacken und Kopf und lindern damit die Nackenverspannungen.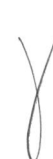

Fußreflexzonen

Am Fuß gibt es wie beim Ohr Reflexzonen, die mit entfernten Körperteilen oder Organen verbunden sind – die sogenannten Fußreflexzonen –, sodass unsere Füße wie eine Landkarte des Körpers sind. Ist ein Organ oder Körperteil krank oder gefährdet, schmerzt der entsprechende Punkt auf der Fußsohle – manchmal erst auf Druck, häufig auch ohne. Als grobe Einteilung gilt: Die Zehen spiegeln den Kopf und Hals wider, der Mittelfuß den Brustraum, Knöchel und Fersen den Bauch und das Becken. Die Wirbelsäule verläuft entlang der Innenseite beider Füße.

Vorbeugend oder bei akuten Beschwerden können die entsprechenden Akupressurpunkte auf unseren Fußsohlen massiert werden.

Wenn Sie von der Übung gelangweilt sind, können Sie sie bei Musik oder beim Fernsehen durchführen.

Bitte beachten

Falls Sie schon älter sind, müssen Sie mit dieser Übung vorsichtig sein oder können sie unter Umständen gar nicht durchführen, weil der ältere Mensch manchmal dazu neigt, bei dieser Zehenmassage Krämpfe zu bekommen. Sie können die Übung ganz sanft durchführen, damit es nicht zu Krämpfen kommt, oder ganz weglassen – es kommen noch andere Übungen für die gleiche Körperregion.

Ihre Füße sind nun schön warm, falls noch nicht, braucht es möglicherweise einige Wochen, bis sie wärmer werden. Sie stellen sich wieder einige Minuten hin und fühlen mit angewinkelten Knien in beide Fußsohlen hinein.

Verwurzeln der Füße

Diese Übung können Sie sowohl im Stehen, im Sitzen oder auch unterwegs durchführen – bei jedem Besuch, in jeder Besprechung, in jeder wachen Phase. Sie brauchen dafür ein wenig Fantasie. Falls es für Sie schwierig ist, sich Bilder vorzustellen, malen Sie ein Bild oder legen Sie Fotos von Wurzeln vor sich und schauen Sie beim Üben darauf.

> **!**
> Sind die Füße entspannt, fühlt sich der ganze Körper frischer.

Bei dieser schönen Übung für den nicht entspannten Fuß geht es darum, die Fußsohle zu spüren. Es kann sein, dass Ihre Füße schon nach wenigen Minuten so entspannt sind wie noch nie.

Falls Sie nicht auf das Bild schauen, schließen Sie bitte die Augen, wenn Sie zu Hause sind, und stellen Sie sich vor, dass an Ihrem rechten Fuß kleine Pfahlwurzeln wachsen. Sie beginnen an den Fersen, eine Pfahlwurzel neben der anderen wächst an der Ferse nach unten. Erst sind die Wurzeln 2 bis 3 cm lang, dann werden sie länger und länger und auf Dauer sind Ihre Wurzeln 40 cm oder noch länger. 40 cm sollten die Wurzeln auf Dauer mindestens werden, damit sich die Spannung aus Ihrem Körper und aus dem Darm löst. Die Wurzeln können aber auch durch die Weltkugel bis nach Australien reichen.

Übung

Jetzt wachsen Ihnen kleine Pfahlwurzeln überall in der Mitte des Fußes. Wieder sind die Wurzeln am Anfang 2 bis 3 cm lang und werden auf Dauer 40 cm oder länger.

Jetzt gehen Sie weiter in Ihrer Vorstellung und lassen die Wurzeln auch am Vorderfuß unter den Zehen wachsen. Viele kleine Wurzeln – spüren Sie in den Fuß hinein.

Fühlen Sie in Ihre Füße.

Beginnen Sie bitte jetzt mit den Fußwurzeln des linken Fußes. Am Anfang wachsen sie immer von der Ferse bis zu den kleinen Zehen hin. Sie lassen die Wurzeln länger und länger werden.

Wenn diese Übung allmählich für Sie vertraut ist, fangen Sie an zu experimentieren. Sie spüren selbst, ob Ihre wichtigsten Wurzeln in der Ferse, in der Mitte des Fußes oder vorne an den Zehen wachsen sollen.

Fühlen Sie sich unsicher mit dieser Übung, weil immer und überall die Wurzeln entstehen? Ja, so ist es: Im Bett, auf der Arbeit, im Aufzug, zu Hause, immer und überall haben Ihre Füße Wurzeln.

Wenn Ihnen die Übung in Fleisch und Blut übergegangen ist, beginnen Sie den Wurzeln Farben zu geben. Im Winter, wenn es kalt ist, sind es orange Wurzeln. Diese kleinen Pfahlwurzeln sind so etwas wie frische junge Möhren, die nach unten wachsen. Wenn Sie Ruhe brauchen und nervös sind, werden es rosa Wurzeln. Und im Sommer, wenn es warm ist, wachsen blaue Wurzeln, helle lichtblaue Wurzeln. Sie beginnen, die Farben zu sehen. Wählen Sie die Farben selbst, aber bitte keine braunen oder schwarzen Farben, denn diese belasten und heilen nicht.

Sie können diese Übung auch im Gehen durchführen, dafür braucht es aber ein bisschen Transformation im Denken. Wir denken ja, Wurzeln haben nur Blumen und Bäume, die fest an einem Ort verwurzelt sind. Wir Menschen sind anders. Wir können überall dort Wurzeln haben, wo wir uns bewegen. Diese Wurzeln geben uns Heimat und Sicherheit, egal wo wir uns befinden.

Während dieser Übung kann es passieren, dass Sie ausgiebig gähnen müssen oder Ihnen viel Spucke im Mund zusammenläuft und Sie immer wieder schlucken müssen. Es kann auch vorkommen, dass die Augen anfangen zu tränen oder die Nase zu laufen beginnt. Das sind alles durchaus wünschenswerte Effekte, weil die Schleimhäute stärker bewässert werden und mehr Schadstoffe aus dem Körper ausschwemmen. Es kann auch passieren, dass Wasser und Sekret aus der Nase fließen und somit eine Regeneration der Nasenschleimhaut und der Nebenhöhlen beginnt.

Die Wurzelübung heilt, auch wenn es sich ungewöhnlich für Sie anhören mag. Die Wurzeln entlasten Sie und Ihren ganzen Körper. Die Wurzeln geben ihm Kraft und sorgen für Entspannung. Sie selbst verbinden sich durch die Wurzeln mit der Erde.

!

Die Wurzeln entlasten Ihren ganze Körper.

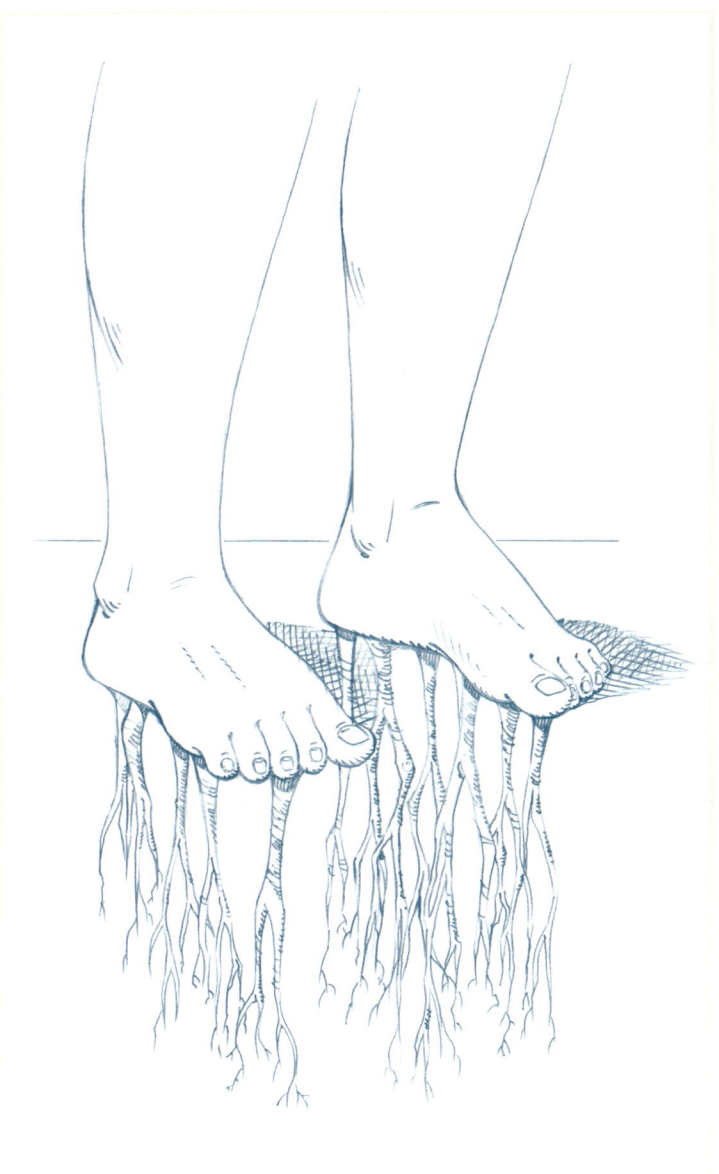

Spüren Sie die Fußsohle und lassen Sie kleine und dünne Pfahlwurzeln von der Fußsohle nach unten wachsen.

Es ist das Prinzip von Realität. Ihre Realität ist das, was Sie wirklich wahrnehmen und spüren, und nicht das, was Sie denken.

Wenn Sie sich länger mit diesen Vorstellungsübungen beschäftigt haben, müssen Sie sie nur „andenken", um die Wurzeln wachsen zu lassen. Sie können es sogar fühlen. Am Anfang ist es unvorstellbar, aber später wird es ganz einfach. Der wunderschöne Nebeneffekt bei dieser Übung ist, dass immer beide Gehirnhälften aktiviert werden, was zusätzlich zu einer Entspannung des oft sehr überlasteten Denkapparates führt.

Diese Wurzeln können Sie immer und an jedem Ort in der Vorstellung wachsen lassen, und Sie werden auf Dauer feststellen, wie entspannend diese Übung wirkt.

Lektion 3: Die Beine lockern

Sie haben jetzt jeweils drei bis sechs Wochen lang die Übungen aus Lektion 1 und 2 durchgeführt. Das Wichtigste ist, dass Sie regelmäßig jeden Tag üben und die Übungen in Ihren Alltag integrieren.

Sie beginnen damit, Ihre gewohnten Übungen durchzuführen und zu erarbeiten. Jetzt folgt die nächste Lektion, die mit dem Bein- und dem Gallenblasenmeridian zusammenhängt. Zuvor erlernen Sie jedoch das Ausatmen mit der Handschale.

Ausatmen mit der Handschale

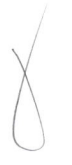

Das Ausatmen mit der Handschale hat eine stark beruhigende Wirkung. Wenn wir sehr aufgedreht sind oder unruhig aus der Arbeit oder unserem Haushalt kommen, können wir damit unsere Energie wieder erden und uns beruhigen.

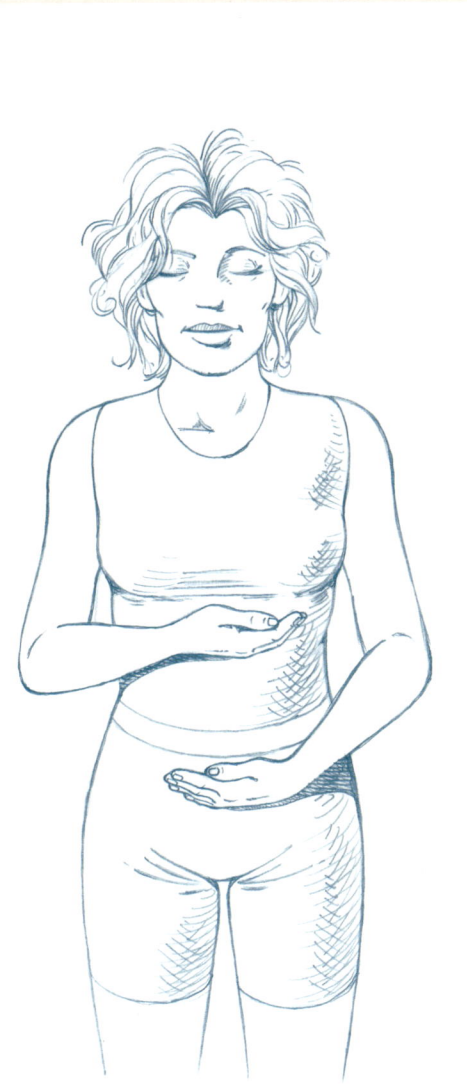

Führen Sie die Hand
beim Ausatmen vom
Mund am Oberkörper
entlang zum Becken.

Übung

Sie legen die linke Hand unten auf das Schambein, nehmen die rechte Hand und halten Sie wie eine Schale vor Ihren Mund. Sie atmen ein und stellen sich vor, Ihr Ausatem würde in Ihre rechte Hand hineinsinken und wäre so schwer, dass sie langsam die Hand in Richtung Fuß und Zehen nach unten drückt. In Ihrer Vorstellung geht der Atem nach unten, während Sie die Hand beim Ausatmen vom Mund am Oberkörper entlang zum Becken führen. In der Vorstellung fließt Ihr Ausatem am Oberschenkel, am Knie, am Unterschenkel, am Fuß entlang weiter nach unten. Sie achten bei dieser Übung immer nur auf das Ausatmen, nicht auf das Einatmen.

Oft haben wir ein so geringes Atemvolumen, dass die Bewegung der Hand drei oder vier Atemzüge notwendig macht, bis unsere Vorstellung die Füße erreicht. Falls das so ist, atmen Sie immer wieder an der Stelle ein, wo das Ausatmen zu Ende war, sei es am Bauchnabel oder am Knie, und lassen mit dem nächsten Atemzug den Ausatem weiter hinabsinken.

Legen Sie die linke Hand noch einmal auf den Unterbauch, formen Sie wieder mit der rechten Hand die Handschale, halten Sie sie vor den Mund und lassen Sie Ihren Ausatem mit der Handschale an Ihrem Oberkörper, an Ihrem Becken, an Ihren Oberschenkeln, Knien und Beinen vorbei zu den Füßen und Zehen hinausfließen. Atmen Sie zwischen fünf- und zehnmal mit der Handschale. Danach gibt es eine Pause.

!

Trinken Sie ruhig in der Pause.

Sie können davon ausgehen, dass die Darmbeschwerden oft durch Stress bedingt sind. Durch Verspannungen, die als Folge davon in den Beinen entstehen, kann übermäßige Spannung nicht zur Erde gelöst werden. Vom Fluss der Lebensenergie her gesehen, haben das Becken und der Darm ihre Öffnung zu den Leisten. Wenn diese Öffnung verschlossen ist, gibt es keine Möglichkeit, den Stress loszulassen. Der Stress des Darmes wird meistens durch Verspannungen des Schließmuskels und der Beine erzeugt. Daher ist die Öffnung zur Erde immer wichtig.

Die Öffnung der Beine entsteht durch Körperwahrnehmung. Deshalb ist es grundlegend, dass Sie zu Beginn der Beinlockerungsübungen nachspüren: Wie fühlen sich meine Beine an, wie fühlt sich mein Becken an, wie fühlt sich mein Körper an? Aber bitte bewerten Sie Ihre Empfindungen nicht; beginnen Sie einfach wahrzunehmen, ob Ihr Körper warm ist, ob Ihre Beine warm sind. Sind meine Beine kalt, locker, regungslos? Wie sie auch immer sind, wie mein Bauch und Becken auch immer ist, ich bin bereit, es wahrzunehmen.

!

Auch bei dieser Übung kommt es auf die Körperwahrnehmung an.

Massage der Knie

Diese Übung können Sie gut im Sitzen durchführen. Setzen Sie sich dazu in einen ruhigen Raum.

Stellen Sie Ihre Füße locker auf den Boden. Legen Sie Ihre Hände auf die Knie und fühlen Sie zunächst, ob diese warm oder kalt sind. Dann kneten und massieren Sie Ihre Knie und Kniekehlen liebevoll mit den Händen. Schütteln Sie danach wieder Bälle oder Würfel aus den Händen wie bei der Massage der Füße (Lektion 2). Sie können bunt oder einfarbig sein, ganz wie Sie wünschen. Schütteln Sie alte Erinnerungen aus.

Übung

Nun legen Sie Ihre Hände auf die Knie und fahren mit den Mittelfingern bis unter die Mitte der Kniescheibe. Direkt unter der Kniescheibe fühlen Sie eine kleine Kuhle. Wo jetzt Ihre Zeigefinger und Ihre Ringfinger liegen, sind ebenfalls kleine Kuhlen. Massieren Sie diese drei Punkte liebevoll mit den daraufliegenden Fingern.

Nachdem Sie an Ihren Knien liebevoll massiert haben, beginnt die Massage von der Knieaußenseite bis zur Knöchelaußenseite hinunter. Spüren Sie wieder hin: Wie fühlt sich die eine Seite an, wie die andere Seite?

Die Außenseite des Knöchels hängt stark mit dem Kiefergelenk zusammen und jedes Gelenk der Außenseite ist eine Reflexzone zu Ihrem Kiefergelenk.

Wenn Sie gar nichts fühlen, kann ich Sie trösten, denn es gibt auch eine Übung für Nichtfühler (Lektion 6). Aber die Mehrzahl der Betroffenen fühlt nach spätestens sechs Wochen die Unterschiede durch die Massage.

Das Knieauge

Übung

Legen Sie Ihre rechte Hand oben an die Innenseite des rechten Oberschenkels. Sie fühlen, wie sich die Innenseite anfühlt.

Dann massieren Sie langsam und zart mit der rechten Hand mit leicht drückenden Bewegungen vom Oberschenkel innen hinunter bis zum Knie. Wenn Sie am Knie sind, massieren Sie das ganze Knie ausdauernd mit kleinen rhythmischen Bewegungen an seiner Innenseite, danach an der Außenseite, überall. Bitte immer wieder zwischendurch die Hände ausschütteln.

Wiederholen Sie die Massage von der Innenseite des Oberschenkels bis zum Knie. Wenn Sie am Knie angekommen sind, bitte das Knie noch einmal massieren.

Dann legen Sie von rechts außen die Finger unter die Kniescheibe des rechten Knies und massieren eine Zeit lang den Punkt in der Mitte unter dem Knie.

Spüren Sie in die Stelle unter dem Knie und halten Sie den Punkt unter dem Knie eine Zeit lang fest.

Danach nehmen Sie die freie linke Hand und führen damit die Ausatmung mit der Handschale (Lektion 3) durch. Diesmal lassen Sie den Atem von der Handschale nicht über die Füße hinauslaufen. Sie stellen sich vor, der Ausatem würde im Inneren Ihres Körpers nach unten sinken zum Becken, weiter zu Ihrer Leiste, durch Ihre Oberschenkel hindurch, und unter dem Knie wäre ein großes, rundes Auge. Dort fließt die Ausatemluft hinaus. Atmen Sie ruhig zehn- bis 20-mal aus diesem Knieauge hinaus aus.

Diese Übung ist bei Störungen des Magens wichtig. Dabei kann es sich um hin und wieder auftretendes saures Aufstoßen handeln oder Sie mögen bestimmte Speisen nicht mehr oder Sie bekommen Beschwerden, wenn Sie zu lange nichts gegessen haben, oder der Magen fühlt sich immer überfüllt an.

!

Atmen Sie zehn- bis 20-mal aus dem Knieauge aus.

Schütteln Sie beide Hände aus und gehen Sie mit der rechten Hand die Innenseite des Beins an der Wade weiter hinunter zum Fuß, ziehen den großen und den Zeh daneben länger und lassen alle anderen Zehen mitwachsen.

Jetzt legen Sie Ihre linke Hand oben an die Innenseite des linken Oberschenkels. Fühlen Sie, wie sich die Innenseite anfühlt.

Dann setzen Sie das rechte Bein neben das linke und spüren, ob ein Unterschied zwischen den Beinen besteht.

Jetzt legen Sie Ihre linke Hand oben an die Innenseite des linken Oberschenkels. Sie fühlen, wie sich die Innenseite anfühlt.

Dann massieren Sie langsam und zart mit der linken Hand mit leicht drückenden Bewegungen vom Oberschenkel innen hinunter bis zum Knie. Wenn Sie am Knie sind, massieren Sie das ganze Knie ausdauernd mit kleinen rhythmischen Bewegungen an seiner Innenseite, danach an der Außenseite, überall.

Wiederholen Sie die Massage von der Innenseite des Oberschenkels bis zum Knie.

Wenn Sie am Knie angekommen sind, bitte das Knie länger massieren und anschließend von links außen die Finger unter das linke Knie legen und den Punkt in der Mitte des Knies massieren, hineinspüren und festhalten.

Danach nehmen Sie die freie rechte Hand und führen damit die Ausatmung mit der Handschale durch. Wieder lassen Sie den Atem von der Handschale nicht über die Füße hinauslaufen, sondern Sie stellen sich

!

Spüren Sie den Unterschied zwischen dem massierten und dem unmassierten Bein.

!

Schütteln Sie zwischendurch immer wieder die Hände aus.

vor, der Ausatem würde im Inneren des Körpers nach unten zum Becken, zu Ihrer Leiste, durch Ihren Oberschenkel sinken, und unter dem Knie wäre ein großes, rundes Auge, aus dem die Ausatemluft hinausfließt. Atmen Sie zehn- bis 20-mal aus diesem Knieauge aus.

Schütteln Sie beide Hände aus und gehen Sie die Innenseite des Beins an der Wade weiter hinunter zum Fuß, ziehen den großen Zeh und den Zeh daneben länger und lassen alle anderen Zehen mitwachsen.

Jetzt stellen Sie sich wieder hin, schütteln Hände und Beine kurz aus und fühlen in beide Beine.

Vergessen Sie nicht, falls sich die Beine schwer anfühlen, dass Sie zwischen zwei- und zwölfmal an der Innenseite der Beine vom Innenknöchel bis zum Oberschenkel hochstreichen.

Klopfen des Gallenblasenmeridians

Übung

Sie beginnen damit, dass Sie auf der rechten Seite von der Hüfte her die Außenseite des Oberschenkels entlangklopfen. Nehmen Sie dazu die Fingerspitzen und klopfen Sie immer wieder von oben nach unten, vom Hüftgelenk bis zum Knie.

Wenn Sie das ungefähr zehnmal durchgeführt haben, gehen Sie weiter nach unten und klopfen ebenfalls zehnmal vom Knie bis zur Außenseite des Fußknöchels hinunter.

!

Klopfen erhöht die Körperwahrnehmung.

Sollte Ihre Hand schwer werden, schütteln Sie aus der Hand Würfel aus. Als Alternative zum Ausschütteln der Würfel können Sie Bälle ausschütteln. Falls Sie sich auch Bälle nicht vorstellen können, legen Sie sich mehrere kleine Bälle, Kugeln oder Murmeln auf den Boden und stellen Sie sich vor, dass diese einzeln aus jedem Finger herausfallen.

Dann nehmen Sie den rechten Fuß hoch und klopfen vom Fußgelenk bis zum kleinen Zeh. Möglicherweise fühlt sich das Bein kühler, leichter, schwerer, dicker oder dünner an; alles ist richtig. Wenn Sie zehnmal geklopft haben, streichen Sie mit der rechten Hand von der Hüfte herab bis zum kleinen Zeh.

Danach stellen Sie beide Füße auf den Boden und spüren, wie sich das rechte Bein anfühlt. Möglicherweise sind beide Seiten exakt gleich,

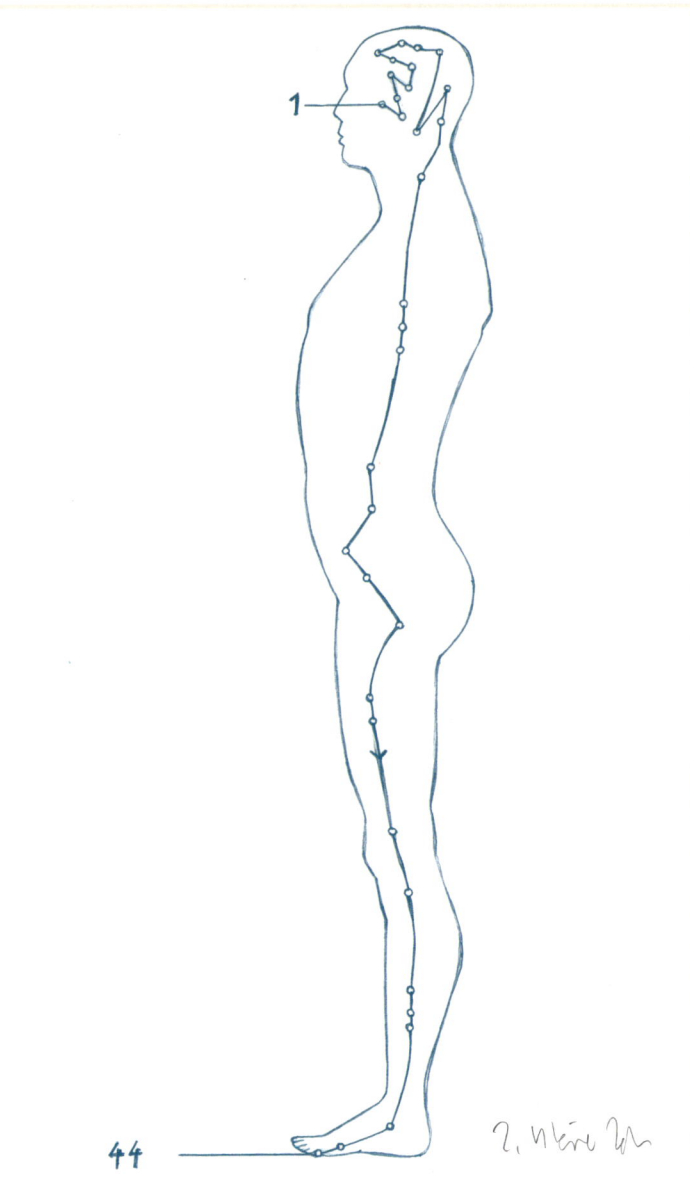

1

44

Der Gallenblasenmeridian befindet sich auf den Außenseiten des Körpers und läuft von den Ohren über die Außenseite des Rumpfes zum Becken, zu den Außenseiten der Beine und zum zweiten kleinen Zeh.

(handschriftliche Notiz)

!

Schwitzen ist wichtig und erlaubt.

möglicherweise fühlen sich die Seiten unterschiedlich an. Es kann auch passieren, dass die Haut oder die Füße zu schwitzen beginnen. Jedes Schwitzen oder Transpirieren ist erlaubt und erwünscht, da dadurch Schlacken und Schadstoffe aus dem Körper nach außen getragen werden – es ist also ein regenerierender Prozess.

Jetzt beginnen Sie auf die gleiche Weise den linken Gallenblasenmeridian zu klopfen, wie Sie vorher den rechten Meridian geklopft haben.

Setzen Sie sich wieder hin und spüren Sie: Wie fühlt sich mein Körper an?

Sie können sich auch schriftliche Notizen machen, wie es sich angefühlt hat. Das Wichtigste bei den Übungen ist, dass Sie vom Denken in das Fühlen kommen, und das erste Fühlen ist immer die Kälte oder Wärme des Körpers.

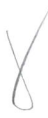

Zum Abschluss atmen Sie noch einmal mit der Handschale (Lektion 3) aus. Halten Sie die rechte Hand vor Ihren Mund und legen die linke Hand auf Ihren Unterbauch. Das Ausatmen mit der Handschale verstärkt das Fließen der Körperenergie (Chi) nach unten.

Verwurzeln der Sitzhöcker

Eine sehr schöne Übung ist jetzt, ein wenig das Gesäß zu bewegen und zu spüren, dass an der linken Gesäßbacke ein Knochen ist, auf dem wir sitzen. Das ist der Sitzhöcker. Wenn Sie diesen Sitzhöcker ein wenig auf dem Stuhl hin- und herbewegen, wird er besser fühlbar.

Übung

Stellen Sie sich vor, dass langsam, aber sicher an dem Sitzhöcker eine Pfahlwurzel wächst. Eine Pfahlwurzel ist eine lange Wurzel, die einem Rettich gleicht. Visualisieren Sie die Wurzel in einem warmen Orange, vor allem, wenn die Tage kalt und feucht sind. An warmen, heißen Tagen stellt man sich die Wurzel blau, grün oder weiß vor.

Bewegen Sie nun den rechten Sitzhöcker auf Ihrem Stuhl, fühlen Sie ihn und lassen Sie auch rechts die lange Pfahlwurzel wachsen. Die Wurzel wächst und wächst – und Sie lassen kleine Haarwürzelchen daran wachsen.

Zum Schluss atmen Sie in Ihr Becken ein und an den Sitzhöckern entlang aus. Für das Ausatmen an den Sitzhöckern können Sie sich zehn Minuten oder auch länger Zeit lassen, je nachdem, wie gut es Ihnen tut.

Über den Haarwurzeln löst sich viel Spannung aus der Haut. Manchmal fühlt man dann, dass die Haut mehr schwitzt, kühler oder wärmer wird oder dass sich mehr Speichel im Mund bildet. Alles ist möglich.

Diese Vorstellungsübung entspannt die gesamte Haut und hilft Ihnen auch, falls Sie unter Stimmungsschwankungen leiden.

!

Die Sitzhöcker-verwurzelung entspannt die gesamte Haut.

Bitte beachten
Falls Sie unter Schwindel leiden, lassen Sie die Wurzeln an beiden Seiten gleichzeitig wachsen.

Lektion 4: Das Becken beleben

Sie beginnen ab jetzt alle neuen Übungen mit einer leichten, ungefähr zweiminütigen Massage der Füße mithilfe des Fußbodens (Lektion 2). Das Schütteln jeden Morgen und die Überkreuzübung (Lektion 1) führen Sie auch immer noch durch. Beenden Sie diese Morgenübungen erst, wenn sich Ihre Beine wirklich den ganzen Tag hindurch locker anfühlen.

Das Becken lockern

Übung

Setzen Sie sich hin und beginnen Sie mit viel Aufmerksamkeit, oben den Beckenkamm zu massieren. Massieren Sie von der Wirbelsäule hinten oben auf dem Beckenrand entlang bis zur Seite des Oberkörpers. Massieren Sie die rechte Seite zuerst und nehmen Sie sich viel Zeit, um zu spüren, wie sich Ihr Beckenkamm anfühlt.

Falls Sie schon bemerkt haben, dass Sie immer wieder mit dem Unterkiefer fest auf den Oberkiefer beißen, legen Sie die Zunge auf die unteren Zähne und üben mit dem „doofen Blick" (Lektion 1). Denn dieser nimmt die Spannung weg, entspannt das Gehirn und verlangsamt die Denktätigkeit.

Bitte schütteln Sie immer wieder die Hände aus. Nehmen Sie sich anschließend die Zeit, um zu spüren, wie sich die beiden Seiten des Beckens im Vergleich zueinander anfühlen.

Manchmal ist die Körperwärme extrem reduziert, das heißt, es kann gut möglich sein, dass Ihr Becken und Gesäß äußerst kalt sind. Wenn das Fühlen aktiviert wird, dann empfinden Sie die Kälte eventuell als sehr unangenehm. Es ist nicht so, dass die Übungen Kälte erzeugen, sondern die Übungen lassen die Kälte wahrnehmbar werden. Dieses Spüren der Kälte ist übrigens das erste Anzeichen dafür, dass Ihr Körper wieder wärmer und fühlender wird.

Führen Sie nun die gleiche Massage mit der linken Hand auf der linken Seite durch: erst mit sehr viel Genauigkeit oben den Beckenkamm von der Wirbelsäule zur linken Hüfte hinüber und mit langsam kreisenden Bewegungen bis zur Seite des Oberkörpers.

Jetzt massieren Sie das ganze Becken. Sie massieren auch die Gesäßbacken, das Hüftgelenk und die Leisten bis vorne zum Schambein. Oft hört mit der Massage der Gesäßbacken die Kälte im Rücken und im Becken auf.

Bitte immer wieder die Hände ausschütteln, wenn sie schwer werden. Lassen Sie aus Ihren Händen geometrische Formen herausfallen. Diese Vorstellungsübungen entspannen verstärkt und helfen Ihnen, Stress loszulassen.

Wut ausdrücken

Für diese Übung brauchen Sie zwei Igelbälle oder zwei gelbe Schaumstoffbälle, wie sie bei der Krankengymnastik nach Arm- und Handverletzungen benutzt werden. Falls Sie keine Bälle zu Hause haben, nehmen Sie einfach ein kleines Handtuch und knäueln es zusammen. Sie können es wie einen Wischlappen wringen und drehen.

Beginnen Sie, die Bälle zu drücken und zu kneten, aber nur so fest, dass es für Sie angenehm ist. Diese Übung machen Sie zwischen zwei und fünf Minuten lang. Danach bitte die Hände mit der Vorstellung, dass Formen herausfallen, ausschütteln. Machen Sie ruhig auch ein paar nörgelnde oder zischende Laute dabei, ganz ohne Worte.

Übung

Durch das Kneten oder Wringen entspannen wir uns, da wir dabei Wut und Aggressionen auflösen.

Sie können diese Übung überall machen. Legen Sie sich einen Ball neben Ihr Telefon und kneten Sie ihn während schwieriger Telefonate. Legen Sie einen Ball in Ihr Auto. Nehmen Sie einen Ball mit zur Arbeit. Es gibt auch Wuttiere zum Kneten. Kaufen Sie

!

Durch das Kneten lösen sich Wut und Aggression auf.

Dann spiegelt das reich mit mir daran!

sich ein Wuttier und lassen Sie Ihre Wut an ihm aus. Damit verhindern Sie, dass „unverdaute" Reaktionen auf Ereignisse oder Gegebenheiten sich in Ihrem Körper, in Ihrem Darm niederschlagen. Gerade der Darm speichert, ähnlich wie eine Festplatte, das seelisch Unverdaute. Doch Ärger muss nicht zur Verspannung führen und in Ihrem Darm gelagert werden.

Sie können Ihre Übung an dieser Stelle beenden. Bis hierher ist sie entspannend und aktivierend. Es ist gut, diesen Übungsteil vor der Arbeit oder anderen Aktivitäten durchzuführen, die Wachsamkeit und Aktion von Ihnen verlangen.

Mit der Zeit kann die Übung eine noch stärker entspannende Wirkung entfalten. Wenn Sie davon müde werden, verlegen Sie die Übungseinheit in den Abend. Generell wird die Wirkung der einzelnen Übungen sich ändern. Übungen, die anfänglich müde machten, weil Sie innerlich erschöpft waren, machen auf Dauer wach.

!

Wählen Sie die Übungszeit, die für Sie am besten funktioniert.

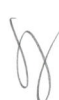

Die Blase halten

Übung

Sie liegen in einem warmen Raum auf einer gemütlichen Unterlage und sind zugedeckt. Legen Sie beide Hände auf die Blase und spüren Sie, wie sie sich anfühlt.

Sind die Hände warm, lassen Sie sie auf der Blase liegen und spüren, wie sich Ihr Schambein anfühlt. Wenn die Hände kalt sind, reiben Sie die Hände einige Male, bis sie wärmer werden.

Die Blase ist im leeren Zustand klein; im gefüllten Zustand liegt sie wie ein großer Ballon im Unterbauch.

Sie spüren in die Blase hinein und stellen sich vor, Sie würden sie von innen mit einem weichen, weißen Lappen auswischen. Nehmen Sie sich Zeit dafür.

!

Eine warme Blase reduziert Ängste.

Ist die Blase ganz ausgewischt und der Blasenausgang zum Harnleiter ebenfalls durchgeputzt, spüren Sie wieder in die Hände hinein, die auf der Blase liegen.

Lassen Sie beim Einatmen die Blase weiter werden und beim Ausatmen zusammenfallen.

Nach fünfmaligem Üben lassen Sie den Atem beim Ausatmen nach
unten fallen. Der Atem läuft an Ihrem Körper entlang nach unten zu den
Füßen, über die Füße hinaus und fließt weiter und weiter ins Univer-
sum.

Jetzt nehmen Sie in der Vorstellung einen weichen Lappen und wischen das ganze Becken innerlich aus. Stellen Sie sich vor, dass Sie die
rechte Gesäßbacke auswischen, dann wischen Sie unter der rechten
Leiste und danach unter Ihrem Schambein her. Machen Sie dies auch auf
der anderen Seite des Beckens unter der Leiste und dann mit der Gesäßbacke.

Wenn Sie das Gefühl haben, dass Sie das ganze Becken ausgewischt
haben, dann nehmen Sie den Lappen und schütteln ihn in Ihrer Vorstellung aus.

Zum Abschluss legen Sie beide Hände unter Ihren Bauchnabel und
atmen in Ihr Becken ein und aus sowie aus den jetzt schon so schön
geöffneten Beinen und Füßen.

> **!**
>
> Lassen Sie den
> Atem beim
> Ausatmen nach
> unten fallen.

Den Schließmuskel fühlen

Dies ist eine wichtige Übung bei Darmproblemen. Wenn Sie sich
diese Übung erarbeitet haben, können Sie sie in jeder Wartesitu-
ation durchführen. Sie beginnen jetzt, Ihren Schließmuskel
wahrzunehmen.

Ziehen Sie Ihren Schließmuskel einige Male zusammen und lassen Sie
ihn wieder los. Fragen Sie sich: Welche Beziehung habe ich zum Ende
meines Darms? Bin ich meinem Darm und meinem Schließmuskel böse?
Oder bin ich im Gegenteil sehr aufmerksam mit meinem Darm und küm-
mere mich liebevoll um ihn? Haben mein Darm und mein Schließmuskel
einen hohen Stellenwert in meinem Leben?

Übung

Heute erkunden Sie bitte Ihren Schließmuskel. Sie fühlen in diesen
runden Muskel hinein und Sie beginnen, in Ihrer Vorstellung innerlich

!

Nehmen Sie Ihren
Schließmuskel
wahr.

kleine kreisende Bewegungen um die wunderschöne Form des Schließmuskels zu machen.

Die gleichen kreisenden Bewegungen stellen Sie sich anschließend
von außen um Ihren Schließmuskel herum vor. Machen Sie die Kreise in
beide Richtungen. Danach gehen Sie in die Mitte Ihres Schließmuskels
und dehnen ihn in der Vorstellung ganz leicht zu allen Seiten.

Bitte atmen Sie jetzt einige Minuten einfach in den Muskel hinein.
Beim Einatmen wird der Muskel weiter in Ihrer Vorstellung, beim Ausat-
men zieht er sich leicht zusammen – nur in der Vorstellung, bitte keine
Bewegung des Zusammenziehens durchführen.

Sie fühlen jetzt, dass Ihr ganzer Beckenboden sich mitbewegt; genießen Sie diese Bewegung. Wenn Sie die Bewegung des Beckenbodens
fühlen, beginnen Sie damit, über die Beine und über die Füße hinauszu-
atmen.

Jetzt stellen Sie sich Ihren Schließmuskel wie eine wunderschöne
Blüte vor. Die Blüte hat eine Farbe und Sie atmen wieder in diese Blüte
ein und aus. Falls Ihr Schließmuskel wund und rau ist, stellen Sie sich vor,
dass Sie in Ihr Becken am Steißbein einen kleinen Salbentopf stellen,
und beginnen Sie mit dieser imaginären Salbe den wunden Schließmuskel einzustreichen. Geben Sie Ihrer Salbe eine Farbe und streichen Sie
den Schließmuskel mit der farbigen Salbe ein.

Genießen Sie die Aufmerksamkeit, die Sie Ihrem Schließmuskel geben. Falls der Schließmuskel schmerzt, gehen Sie nicht gegen den
Schmerz an. Sind Sie bereit, den Schmerz zu fühlen?

!

Nehmen Sie sich
Zeit für Ihren
Schmerz.

Bleiben Sie nach dieser Übung einige Minuten liegen. Wenn Sie auf-
stehen, bewegen Sie die Hände und die Füße und reiben Sie die Hände.
Danach legen Sie die Handflächen auf die Augen. Atmen Sie vier bis fünf
Atemzüge lang mit den Händen auf den Augen, dann führen Sie die
Hände langsam zum Becken und stehen auf.

Vielen Dank für die Geduld, die Sie mit sich selber hatten.

Lektion 5: Formen des Atmens entdecken

Vorübung: Das richtige Atmen üben

Suchen Sie sich einen angenehmen Platz, wo Sie sich vielleicht hinlegen können oder wo es Ihnen angenehm ist zu sitzen. Legen Sie zuerst Ihre Hände auf den Unterleib. Spüren Sie, wie Ihr Atem geht? Spüren Sie, wie sich beim Einatmen der Rumpf hebt oder beim Ausatmen senkt?

Übung

Falls Sie keinerlei Atembewegung im Becken fühlen, legen Sie die rechte Hand auf die Brust und die linke auf den Unterleib. Spüren Sie noch einmal: Hebt sich beim Einatmen Brust oder Unterleib und senkt sich beim Ausatmen?

Falls es umgekehrt ist, empfehle ich Ihnen, mehrere Wochen lang abends im Bett zu trainieren, dass sich beim Einatmen die Brust oder der Bauch hebt und beim Ausatmen senkt. Erst wenn die Atmung in der richtigen Reihenfolge läuft – das heißt, beim Einatmen wölbt sich der Körper, beim Ausatmen senkt sich der Körper –, können Sie damit anfangen, die Bauchatmung zu üben.

!

Manche Menschen müssen das richtige Atmen erst lernen.

> **Der natürliche Atemrhythmus besteht aus 3 Phasen**
> - Das Einatmen: Der Unterleib oder die Brust hebt sich. Das Einatmen ist ein aktiver Vorgang.
> - Das Ausatmen: Die Atemmuskeln entspannen sich, der Unterleib oder die Brust senkt sich wieder. Das Ausatmen ist ein passiver Vorgang.
> - Die Atempause: In der Atempause geschieht nichts.

Jetzt können Sie gezielt die Bauchatmung üben. Legen Sie eine Hand auf den Unterbauch, eventuell auch beide, und atmen in den Unterbauch ein. Dabei wölbt sich der Bauch und beim Ausatmen senkt sich der Bauch.

Das hört sich sehr einfach an, aber viele Menschen in unserer Kultur haben überhaupt keine Bauchatmung. Diese Menschen benötigen manchmal Wochen und Monate, um das wieder zu lernen.

Resignieren Sie nicht, wenn es schwierig ist. Wenn die Atmung sich geordnet hat, ist ein ganzes Stück Arbeit erledigt.

Ausatmen mit Tönen

Falls Sie starke Schmerzen im Leben erlebt haben, ziehen Sie den Körper zusammen. Das macht jeder, wenn er etwas nicht fühlen will oder es ihm zu viel ist. Schmerzen im Unterbauch erleben wir immer als sehr intensiv.

Schmerz hinterlässt immer eine Narbe. Diese Narbe wird auch durch die Übungen nicht verschwinden. Sie haben dann zwar noch eine Narbe, jedoch hat der Schmerz Sie nicht mehr in seiner Gewalt, sondern Sie hatten einmal Schmerz. Das heißt, dass Ihre Erinnerung an das Leid Sie nicht mehr dominieren wird, und Sie werden frei wählen können, ob Sie eine neue Beziehung eingehen, sei es zu sich, zu anderen oder zu dem, was Sie wollen. Das kann sogar Ihre Arbeit sein.

Damit der Darm wieder Raum bekommt, ist es notwendig, dass Ihre Lunge sich öffnet und Sie wieder leicht und fließend ein- und ausatmen.

Es wird nicht mehr Sie wählen, sondern Sie werden wählen.

Übung

Legen Sie eine Hand auf Ihren Unterleib und eine auf Ihre Brust.

Spüren Sie, wo Sie die Atmung fühlen: Fühlen Sie die Atmung in der Brust oder im Unterbauch? Die meisten Menschen in unserer Kultur spüren noch eine Brustatmung, aber keine Bauchatmung mehr.

Um die Atmung zu aktivieren, beginnen Sie, mit einem Ton auszuatmen. Der Ton ist einfach ein langes „Haaa". Das „Haaa" fließt über Ihre Brust, über Ihren Bauch, über Ihre Oberschenkel, zu Ihren Unterschenkeln, zu Ihren Füßen und zuletzt über Ihre Füße weg. Das „Haaa" fließt, als wäre es ein Buchstabe, der in lauwarmem, wunderschönem, hellblauem Wasser fließt.

Wenn Ihnen das „Haaa" zu langweilig wird, dann verändern Sie den Ton. Machen Sie mal ein „Hooo" oder ein „Huuu" oder summen Sie einfach nur. Machen Sie den Ton aber bitte beim Ausatmen und lassen Sie dabei die Hände auf der Brust und auf dem Unterbauch liegen.

Genießen Sie jetzt Ihren Körper, fühlen Sie Ihn, auch wenn er nicht beschwerdefrei ist. Verlassen Sie Ihren Körper nicht.

Genießen Sie noch einige Zeit das Gefühl in Ihrem Unterleib. Das Gefühl in Ihrem Bauch kann angenehm sein, es kann aber auch unangenehm sein. Wenn Ihnen nach Ruhe ist, beenden Sie die Übung an dieser Stelle.

Auf Dauer werden Sie spüren, dass die Ausatmung auch Ihren Unterleib wieder bewegt. Manchmal kann sich das Zwerchfell dabei sehr schmerzhaft und eng anfühlen. Trainieren Sie einfach weiter, Sie werden auf Dauer wieder lockerer. Der Körper wird fühlbarer und die Atmung wird wesentlich voller werden.

!

Mit der Zeit wird Ihre Atmung voller und Sie werden lockerer.

Mit den Beinen strampeln

Diese Übung ist sehr schön, wenn Sie nach einer Entspannungsübung wieder wach werden wollen oder auch, wenn Sie ständig ein Völlegefühl, Blähungen und Krämpfe in Ihrem Unterleib haben.

!

Bei Völlegefühl tut diese Übung sehr gut.

Beginnen Sie, während Sie liegen, mit den Beinen zu strampeln. Zuerst nehmen Sie die Beine hoch und schütteln sie. Es ist gut, die Beine in einem Winkel von 90 Grad zum Körper hochzunehmen. Falls Sie können, schütteln Sie die Beine ungefähr eine Minute lang, dann beginnen Sie, mit den Fersen mit Kraft auf Ihr Bett zu schlagen. Aber schlagen Sie bitte nicht Ihre Matratze und Ihren Lattenrost durch. Wenn der Lattenrost zu locker ist, legen Sie die Matratze auf den Fußboden.

Treten Sie jetzt so kräftig in die Matratze, wie Sie können. Sie machen jetzt auch Töne dazu, schimpfen Sie, knurren Sie, jaulen Sie. Alle Töne sind erlaubt. Schlagen Sie mit Ausdauer auf die Matratze ein. Es

Übung

!

Schütteln Sie die
Beine immer wieder
aus.

kann eine Bewegung sein, als würden Sie im Bett laufen und dabei kräftig mit den Fersen in das Bett schlagen.

Machen Sie diese Übung mit Ausdauer, schütteln Sie die Beine immer wieder aus, schlagen Sie wieder ins Bett und machen Sie Töne dabei.

Diese Übung entspannt aktiv Ihren Unterbauch und alte Spannungen beginnen sich zu lösen. Wenn Sie die Übungen mehrere Wochen durchführen, werden möglicherweise das gesamte Völlegefühl und alle Ihre Blähungen und Krämpfe verschwunden sein.

!

Sie wissen am
besten, welche
Übung für Sie
gerade richtig ist.

Sie sehen, dass sich bei der Maria-Holl-Methode manchmal aktive Übungen und entspannenden Übungen abwechseln. Wählen Sie selber aus, welche im Augenblick die richtige Übung für Sie ist.

Lektion 6: Arme entspannen und aktivieren

Lockern und Abklopfen der Schultern und Arme

Übung

Mit dieser Übung beginnen Sie im Stehen. Bitte ziehen Sie beim Schütteln die Schultern hoch. Auf diese Art werden die Schulterblätter ein wenig bewegt. Lassen Sie dann die Schultern wieder sinken.

Schütteln Sie als Erstes den rechten Arm und die rechte Hand aus und lassen Sie aus den Fingern Formen herausfallen, als seien die Finger offene Trichter. Dann atmen Sie am rechten Arm entlang aus. Tun Sie dies einige Male hintereinander.

Falls Sie sich das Ausatmen am Arm entlang nicht vorstellen können, können Sie auch die Handschale der linken Hand nehmen und sie langsam am Arm nach unten führen mit der Vorstellung, dass Ihr Ausatem die Handschale nach unten drückt (Lektion 3).

Jetzt spüren Sie einmal: Wie fühlt sich mein rechter Arm an, wie fühlt sich mein linker Arm an?

Es ist ein Zeichen dafür, dass die Übung entspannt und hilft, wenn Sie das Gefühl haben, dass der rechte Arm länger ist. Er kann aber auch dicker oder dünner, breiter oder kälter sein. Auf jeden Fall müsste sich der rechte Arm nach einigem Schütteln und Ausatmen am Arm entlang anders anfühlen als der linke.

Jetzt schütteln Sie bitte auf die gleiche Art und Weise in mehreren Intervallen den linken Arm und die linke Hand aus, heben auch immer wieder die Schulter hoch und lassen auf jeden Fall Gegenstände aus den Fingern herausfallen. Danach atmen Sie am linken Arm entlang aus.

Dies wiederholen Sie mehrere Male und nehmen sich dann ein wenig Zeit und Ruhe, um zu spüren, ob der linke Arm sich genauso anfühlt wie der rechte Arm.

Jetzt müssten beide Arme zwischen einem und 10 cm verlängert oder wärmer oder kälter sein. Sie sollten auf jeden Fall eine andere Wahrnehmung von ihnen haben als zuvor.

Falls sich die Wahrnehmung nicht geändert hat, ist es gut möglich, dass Sie zu den Menschen gehören, die nicht fühlen. Für diese Gruppe kommt am Ende dieser Lektion noch eine Übung für Nichtfühler.

Paddeln mit den Schultern

Damit der Oberkörper nicht zu kurz kommt, stellen Sie sich jetzt breitbeinig in den Raum, beugen die Knie etwas und kippen das Gesäß ein wenig nach hinten. Das Kinn ist leicht auf die Brust geneigt.

Übung

Stellen Sie sich vor, dass an Ihren Schultern Paddel angebracht sind. Die sind auf jeder Seite mindestens 1 m lang. Beginnen Sie, mit diesen imaginären Paddeln zu paddeln.

Die erste Paddelbewegung geht nach vorn und Sie sind mit der Wahrnehmung an den Enden der Paddel. Es fühlt sich an, als wären Ihre Schultern ganz weit nach außen verlängert. Paddeln Sie zwei bis vier Minuten lang.

Sie schütteln die Hände aus, danach paddeln Sie nach hinten. Sie sind einige Minuten ganz auf die Enden der Paddel konzentriert.

Schütteln Sie noch einmal Ihre Hände aus, dann bewegen Sie Ihr Becken hin und her.

Bitte beachten
Alle Beckenbewegungen dürfen nur ausgeführt werden, wenn Sie keinen Bandscheibenvorfall haben. Alles, was Ihr Krankengymnast verboten hat, ist für Ihr Skelettsystem nicht erlaubt. Fragen Sie besser vorab Ihren Therapeuten oder Arzt.

Nun können Sie mit beiden Paddeln Gegenbewegung machen, das heißt, ein Paddel beginnt sich nach vorn zu bewegen und dann folgt das andere nach der halben Strecke, wenn das erste Paddel auf dem Weg nach hinten ist. Spielen Sie mit diesen Bewegungen und fühlen Sie, was gut für Sie ist.

Zuletzt machen Sie noch synchrone Bewegungen: ganz nach vorne paddeln und die Schultern schütteln, ganz nach hinten paddeln und die Schultern wieder schütteln.

Dann setzen Sie sich auf einen bequemen Stuhl. Sie spüren in Ihren Körper hinein. Sie spüren in den Kopf hinein. Sie spüren in den Hals hinein und atmen mit oder ohne Handschale nach unten aus (Lektion 3). Sie spüren in die Schulterblätter und den Rücken hinein und in die Arme und verlängern von dort aus die Finger.

!

Spielen Sie mit diesen Paddelbewegungen.

!

Es ist ein gutes Zeichen, wenn Sie gähnen müssen.

Oft fließt jetzt schon mehr Speichel im Mund zusammen und es kann vorkommen, dass Sie hin und wieder mal gähnen müssen. Falls Sie bei den Übungen nicht gähnen oder auch kein Wasser im Mund zusammenfließt, kann es sein, dass Sie nicht lange genug oder nicht konzentriert genug üben oder dass Sie zu den Nichtfühlern gehören, die extreme Nackenverspannungen haben. Haben Sie den Mut und machen Sie weiter.

Spüren Sie jetzt in den Brustkorb hinein, in Ihr Zwerchfell, in den Unterbauch. Verwurzeln Sie die Sitzhöcker, erst den rechten, dann den linken (Lektion 3).

Anschließend spüren Sie in die Oberschenkel hinein. Es ist, als würde der rechte und der linke Oberschenkel in die Unterlage hineinsinken, als würden die Oberschenkel herunterhängen oder größer werden. Danach sinken die Kniekehlen, sinken die Waden, sinken die Fußsohlen in den Fußboden hinein und die Zehen verlängern sich.

Wenn die Waden sinken sollen, stellen Sie sich vor, dass die Waden wie Säcke hängen.

Schon bis hierher ist dies eine wunderschöne Übung. Jetzt nehmen Sie noch die Übung mit der Handschale dazu (Lektion 3). Wenn Sie das Ausatmen mit der Handschale vier- bis fünfmal durchgeführt haben, legen Sie die rechte Hand auf Ihren Unterleib, die linke Hand legen Sie an Ihre Schädelbasis, also an den Hinterkopf zwischen den Ohren.

Übung für Nichtfühler: Das Nicken von König und Königin

Diese Übung ist für all diejenigen, die auch nach wochenlangem Üben keine Unterschiede fühlen. Machen Sie sie direkt im Anschluss an die vorherige Übung.

Übung

Sie sind König Peter I. oder Königin Sabine I. Sie schreiben Ihren Namen ins Heft und nicken ganz huldvoll nach rechts und links Ihren Untertanen zu. Tun Sie dies ein paar Minuten lang.

Obwohl Sie so viel leisten und so ein exzellenter, sozialer Mitbürger sind, haben Sie vielleicht wenig Selbstbewusstsein. Sie glauben, Sie müssten immer noch mehr tun, obwohl eigentlich schon alles mehr als perfekt ist. Dann sind Sie in guter Gesellschaft: Bei

!

Das huldvolle Nicken nimmt extrem viel Spannung aus dem Nacken.

vielen Menschen ist überhaupt kein Fühlen dafür vorhanden, wie gut oder wie genial oder wie hilfreich sie sind. Da ist das huldvolle Nicken eine wirklich wertvolle Übung.

Diese Übung nimmt extrem viel Spannung aus dem Nacken und wenn Sie sie noch mit dem „doofen Blick" (Lektion 1) kombinieren, wird der Körper meistens innerhalb von wenigen Sekunden wärmer. Die Wärme ist ein Zeichen dafür, dass sich der Körper entspannt.

Falls Ihr Kopf wehtut, also Kopfspannung fühlbar wird, ist es gut, den Kopf leicht mit den Händen zu massieren und die Hände anschließend auszuschütteln. Dann wieder einige Minuten lang nicken und anschließend mit oder ohne Handschale am Körper entlang ausatmen (Lektion 3).

Wenn Sie das Ausatmen mit oder ohne Handschale vier- bis fünfmal durchgeführt haben, legen Sie die rechte Hand auf Ihren Unterleib, die linke Hand legen Sie an Ihre Schädelbasis, also an den Hinterkopf zwischen den Ohren.

Ich habe diese Übung wochenlang immer durchgeführt, wenn ich irgendwo saß und wartete. Es gibt viele Bereiche im Leben, wo man auf jemanden wartet, die Kinder, den Ehepartner, den Chef, die Bahn, und wenn ich mich unbeobachtet fühlte, habe ich die Übung durchgeführt, bis ich merkte, dass mein Körper wesentlich wärmer wurde.

Bei vielen Menschen mit Darmstörungen sind oft das Gesäß, die Füße oder die Hände kalt. Sie frieren häufig. Das wird mit dem Üben besser. Wenn der Körper wärmer wird, fühlen Sie mehr und das Leben wird leichter und befriedigender.

Falls Sie nach den Übungen dieser Lektion Ihren Körper nicht anders wahrnehmen oder kaum Unterschiede merken, gehören Sie zu den Menschen, die Nichtfühlen als Schutz in der Kindheit entwickelt haben. Wenn das so ist, brauchen Sie nach dieser Übung einige Minuten Zeit, um sich zu fühlen.

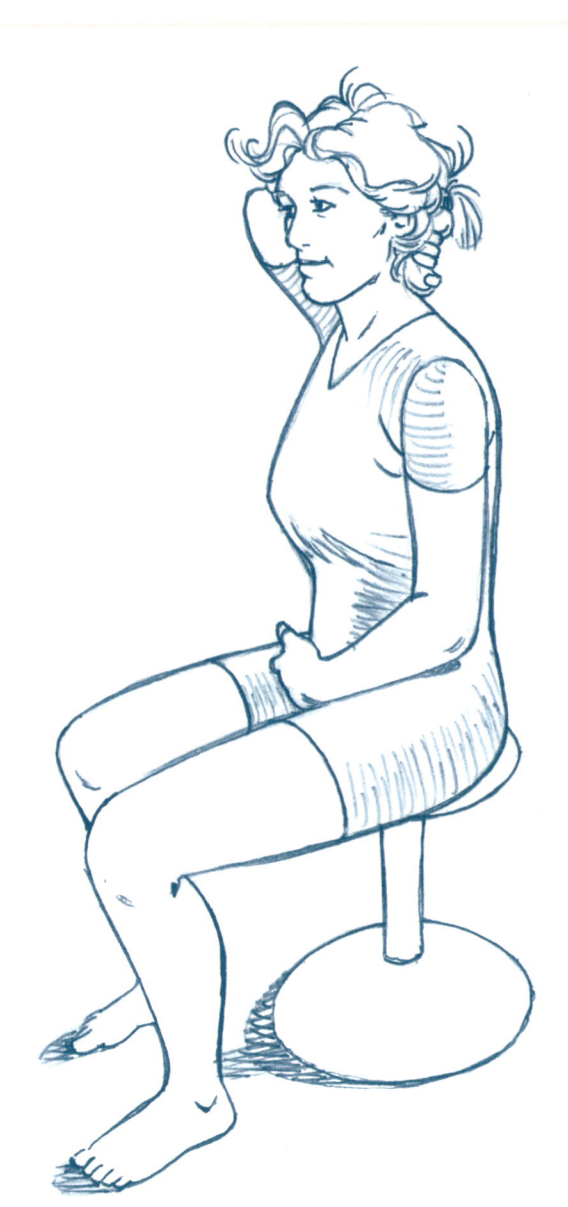

Wenn Ihr Kopf
wehtut, massieren
Sie ihn mit den
Händen.

!

Voraussetzung für die Heilung Ihres Darmes ist, dass Sie sich besser wahrnehmen.

Setzen Sie sich in Ruhe auf Ihren Stuhl und erlauben Sie sich, zu fühlen. Schreiben Sie auf, dass Sie fühlen dürfen. Malen Sie sich ein Symbol dafür und legen Sie es an eine Stelle, die Sie immer wieder sehen.

Nehmen Sie meine Anweisung ernst. Mehr zu fühlen ist eine Voraussetzung dafür, dass Ihre Darmprobleme heilen können. Nur wenn Sie sich besser wahrnehmen, können Sie auf die Impulse Ihres Körpers reagieren, sonst nicht.

Lektion 7: Den Rücken öffnen

Die Übung für den Rücken

!

Mit dem Rücken werden auch alle inneren Organe massiert.

Der Rücken ist ausgesprochen wichtig, da in unserer Kultur viele Menschen Beschwerden im Nackenbereich sowie im unteren Lendenwirbelbereich haben. Über den Rücken läuft eine Hauptenergielinie der Akupunktur: der Blasenmeridian. Auf diesem Meridian liegen Zuordnungspunkte zu allen inneren Organen.

Auch wenn Sie keine Rückenprobleme haben, sollten Sie diese Übung einmal in der Woche durchführen. Aber: Es ist keine Übung für jeden Tag. Selbst wenn Sie starke Rückenprobleme haben, sollten Sie diese Übung nur alle zwei Tage durchführen, da sie äußerst effektiv ist und mit Bedacht dosiert werden muss.

Übung

Sie beginnen wie immer mit den Grundübungen (Lektion 1). Sie führen auf jeden Fall eine Fußübung durch, klopfen den ganzen Körper vom Becken nach unten ab und bewegen das Becken drei- bis vier mal hin und her, ebenso die Knie.

!

Schütteln ist eine Hauptentspannungsübung.

Vor allem die Kniebewegung durchschüttelt den ganzen Körper. Da diese Übung so hilfreich und entspannend ist, sollen wir uns eigentlich jeden Tag einmal fünf Minuten lang schütteln.

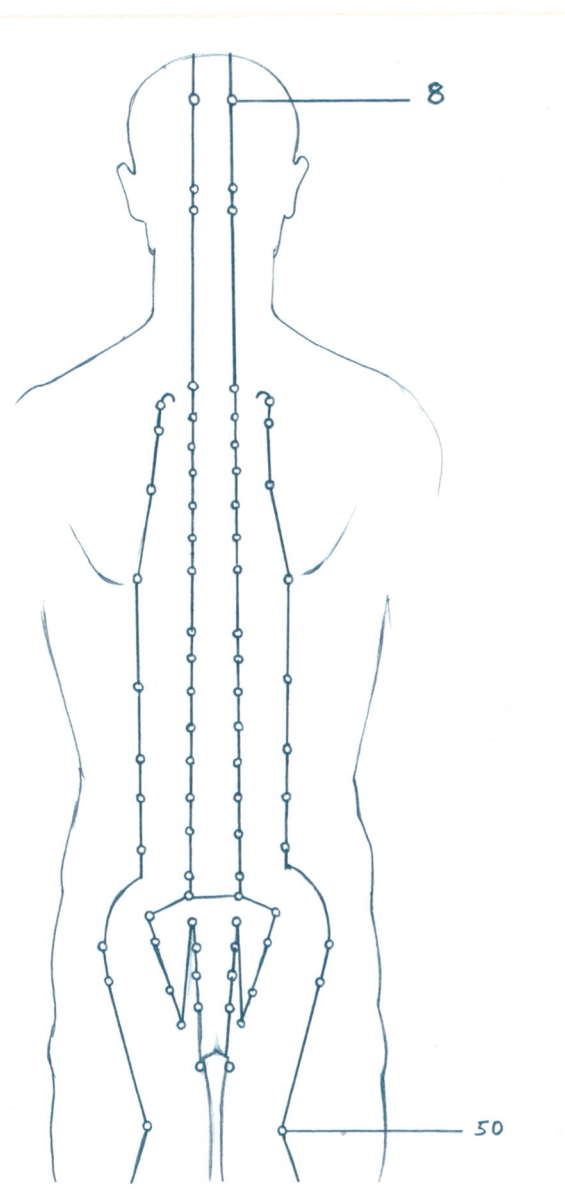

8

50

Auf dem Blasen-
meridian liegen
Zuordnungspunkte
zu allen inneren
Organen.

Bitte beachten

Machen Sie die Knieübung nicht, wenn sie Ihnen von Ihrem Kranken-
gymnasten oder Arzt verboten wurde, weil Sie eventuell Bandschei-
benvorfälle oder sonstige Störungen im Knochen-, Bänder- und
muskulären System haben.

Nachdem Sie den Körper so vorbereitet haben, suchen Sie sich in
Ihrem Haus eine Stelle, entweder an Ihrer Tür, wo eine 90°-Kante
aus Holz besteht, oder an einem runden Schrank. Es ist wesentlich besser, eine Holztür oder einen Holzschrank zu nehmen als
Gegenstände aus Plastik oder Metall.

In einigen Ländern – wie in China – finden wir in Parks oder
an Straßenecken oft Massagegeräte für den Rücken. Auch in
Deutschland findet man solche Geräte auf Spielplätzen. Hier sind
es Stangen, an denen Sie den Rücken kratzen oder massieren
können. Aber passen Sie auf: Nicht jeder versteht diese Übung
und beobachtet Sie eventuell skeptisch.

Stellen Sie sich ohne Schuhe mit leicht angewinkelten Knien an die Türkante. Die Füße stehen ellenbogenweit auseinander und parallel. Beginnen Sie mit der rechten Gesäßbacke: Drücken Sie die rechte Pobacke
leicht gegen die Türkante und massieren Sie diese so, dass ein Wohlschmerz entsteht. Man spricht von Wohlschmerz, wenn es leicht
schmerzt, aber nicht so stark, dass man am liebsten aufhören würde.

Drücken Sie zunächst nur die Gesäßbacke gegen die Türkante, Sie
können die Bewegung von oben nach unten oder von rechts nach links
durchführen. Machen Sie das in Ihrem eigenen Rhythmus. Danach treten
Sie ein Stück vor und schütteln die Beine und die Arme im gewohnten
Stil mit Bildern, Bällen oder sonstigen Dingen aus.

Lehnen Sie sich anschließend wieder gegen die Türkante und drücken Sie eine andere Stelle der Gesäßbacke gegen die Kante.

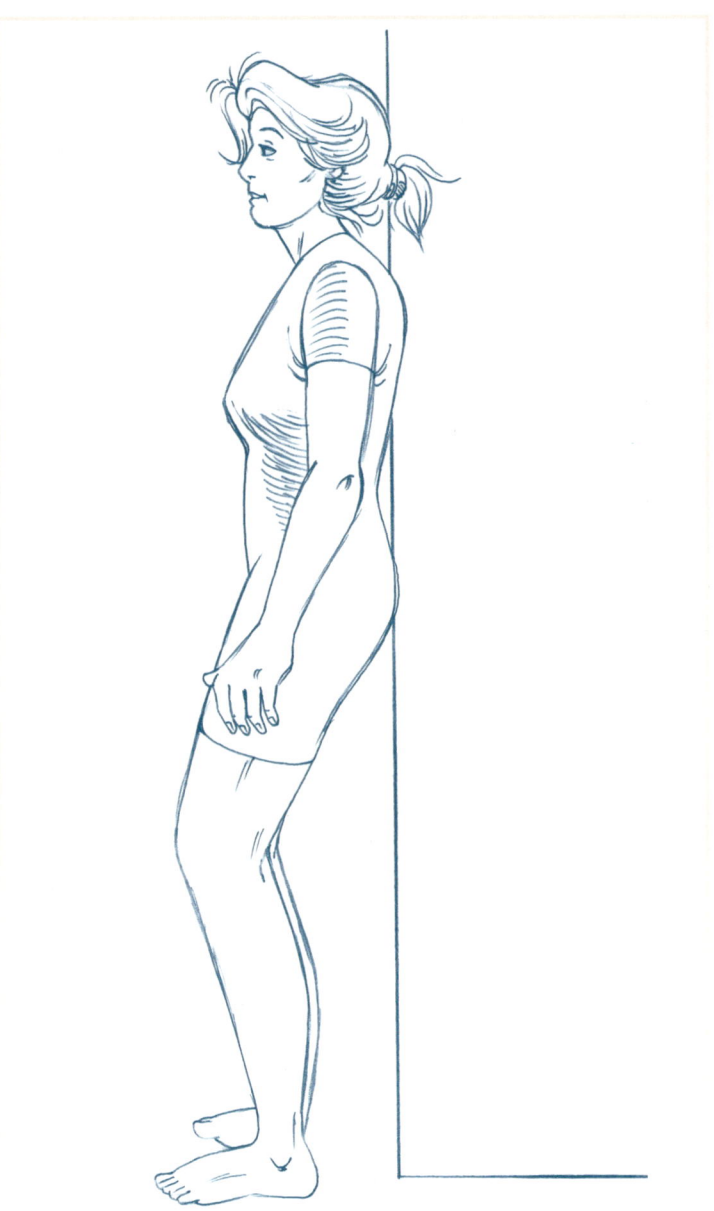

Eine Rückenmassage
aktiviert die inneren
Organe.

Das Drücken und Reiben gegen die Türkante ist wohltuend bei Schmerzen im unteren Rücken, Nacken oder in den Schultern.

Wir erleben seit einigen Jahren bei einigen Kursteilnehmern, dass nach sechs Wochen bis drei Monaten sämtliche Schulter- und Nackenprobleme verschwinden, wenn sie die Übungen für den Rücken regelmäßig machen. Deshalb sollten Sie die Übung zwei- bis dreimal in der Woche durchführen.

Drücken Sie anschließend die Gesäßbacke wieder gegen die Türkante und drücken, reiben oder tun Sie, was auch immer Ihnen angenehm ist. Nach einigen Minuten treten Sie wieder nach vorn und schütteln die Beine und die Füße aus.

Führen Sie die Massage der einzelnen Rückenpartien in Dreierschritten durch:
- dreimal drücken im Wohlschmerz
- dreimal Arme und Beine ausschütteln

Bitte beachten
Falls Sie unter Schwindel leiden, dürfen Sie diese Übung nicht zu lange auf einer Seite machen. Sie sollten jedoch immer beide Seiten gleichzeitig massieren. Das heißt, dass Sie direkt auf die andere Seite überwechseln müssen.

Als Nächstes drücken Sie den Bereich der Taille gegen die Türkante. Wenn Sie ein Hohlkreuz haben, müssen Sie dort einen leichten Buckel machen. Drücken Sie dann den langen Rückenstrecker gegen die Tür und massieren ihn. Achten Sie darauf, dass Sie nie direkt auf der Wirbelsäule massieren, sondern immer daneben.

Massieren Sie wieder ein bis zwei Minuten, treten Sie nach vorn und schütteln Sie Beine und Füße aus.

Danach drücken Sie erneut den langen Rückenstrecker gegen die Türkante. Sie können so 3 bis 5 cm neben der Wirbelsäule massieren und wenn Sie möchten auch noch 2 bis 3 cm weiter nach außen. Drücken Sie nicht stärker gegen die Türkante, als Ihnen angenehm ist.

Dann schütteln Sie die Beine und Füße wieder aus.

Wiederholen Sie Drücken und Ausschütteln jeweils noch einmal.

!

Entwickeln Sie Ihren eignen Rhythmus für die Übungen.

Fühlen Sie jetzt bitte, ob sich etwas verändert hat und ob vielleicht Ihre Fußsohlen wesentlich flacher auf dem Boden stehen. Es macht nichts, wenn das nicht der Fall ist; Ihr Körper benötigt einfach mehr Zeit, um sich zu entspannen.

Gehen Sie anschließend weiter hoch und drücken Sie die Stelle zwischen Wirbelsäule und Schulterblatt gegen die Türkante – wieder im gleichen Dreierschritt: dreimal drücken im Wohlschmerz, dreimal ausschütteln. Atmen Sie einmal mit einem Seufzer aus. Der Seufzer fällt wie immer mit einem „Aaahh" nach unten oder auch mit einem Wort in Gibberisch (siehe unten).

Schütteln Sie die Arme aus, damit die Spannung, die von den Schultern gelöst wird, auch aus Ihren Händen herausfallen kann. Ihre Finger sind wie offene Blüten, aus denen die Spannung wie Tropfen herausfällt. Die Finger sehen aus wie Blütenblätter, wie Blütenkelche, aus denen etwas herauspurzelt.

Nach dreimaligem Drücken zwischen den Schulterblättern und anschließendem Schütteln versuchen Sie – soweit es geht –, den Nacken und den Hals an der Türkante zu massieren. Massieren Sie aber nur die Muskeln, auf keinen Fall die Dornfortsätze!

!

Massieren Sie nur die Muskeln neben der Wirbelsäule.

Wenn Sie unter starken Beschwerden leiden, gehen Sie zuerst nur bis zu den Schulterblättern und dann nach frühestens vier bis fünf Wochen weiter hoch zum Nacken. Auch wenn Sie starke Nackenverspannungen haben, entspannen Sie immer zuerst die Beine, das Gesäß und den unteren Rücken.

Ruhen Sie ein wenig aus, winkeln Sie die Knie an und spüren Sie, wie es sich anfühlt. Wenn die Fußsohle flacher ist, Ihnen mehr Speichel im Mund zusammenläuft und Sie drei- bis fünfmal während der Zeit gegähnt haben, beginnt der ganze Körper zu entspannen.

Wiederholen Sie jetzt die ganze Übung auf der linken Seite.

Ein schöner Abschluss ist, sich in Ruhe in den Sessel zu setzen oder sich hinzulegen und 15 Minuten über die Füße und die verlängerten Zehen auszuatmen.

Gibberisch

Diese Übung erfordert ein bisschen Mut von Ihnen, denn hier sprechen Sie, ohne etwas zu sagen. Bei dieser Form der sprachlichen Artikulation gibt es keine Regeln, es ist ein von Aussagen befreites Sprechen.

Übung

Machen Sie einfach irgendwelche Laute oder sprechen Sie mit Außerirdischen in einer fremden Sprache, beispielsweise „A-o-i-u". Lassen Sie es mal zischen, mal laut werden und bewegen Sie dabei Ihren Mund ganz ausführlich.

!

Mit Gibberisch beenden Sie mental Ihren Arbeitstag.

Dies ist übrigens auch eine wunderschöne Übung, wenn Sie abends zur Hauptverkehrszeit im Auto nach Hause fahren. Falls Sie einen längeren Weg haben, sprechen Sie während der Fahrt in Ihrem Wagen laut, ohne etwas zu sagen. Sie werden verwundert sein, wie entspannt Sie danach sind.

Wenn Sie sehr viel telefonieren oder mit Menschen sprechen müssen, wirkt diese Übung wie ein erholsamer Kurzurlaub für das Gehirn.

Vielen Dank für Ihren Mut.

Lektion 8: Den Verdauungstrakt entspannen

Wahrnehmen und Massieren der Hände

Sie setzen sich in einen bequemen Stuhl – im Büro, zu Hause oder im Auto – und legen die Hände an Ihre Wangenknochen.

Übung

Spüren Sie im Gesicht, wie Ihre Hände sich anfühlen. Nehmen Sie wahr, ob die Hände warm sind, ob sie kühl sind, ob sie feucht oder trocken sind, ob sich die Hände rau oder samtweich anfühlen.

Danach massieren Sie leicht mit Ihrer rechten Hand über die linke Hand, sehr sanft, sehr liebevoll. Wenn Sie spüren, dass die Hand und der Arm sehr kalt sind, nehmen Sie wahr, wo die Kälte beginnt. Das kann am Ellenbogen sein, das kann in der Mitte des Unterarmes oder am Übergang zum Handgelenk sein, das können einzelne Finger sein. Massieren Sie liebevoll die Stellen zwischen Wärme und Kälte.

Massieren Sie mit der rechten Hand ein bis zwei Minuten. Anschließend schütteln Sie sanft beide Hände aus und lassen dabei in Ihrer Vorstellung einige Würfel, Bälle, Dreiecke oder andere Formen aus den Fingern herausfallen.

Jetzt massieren Sie mit der linken Hand leicht die rechte Hand. Spüren Sie wieder, wenn die Hände kalt sind, wo die Kälte beginnt, und massieren auch hier zuerst die Stellen, wo die Kälte der Wärme begegnet.

Zum Schluss schütteln Sie liebevoll beide Hände aus und lassen wieder Formen herausfallen.

Falls Ihre Hände oder Teile der Hände nicht kühl, aber sehr rissig und rau sind, kaufen Sie sich demnächst eine schöne Handcreme und massieren Sie sie sanft und liebevoll in Ihre Hände ein.

!

Eine Handmassage benötigt wenig Zeit.

Wenn Sie sehr unruhig sind, ist es auch gut möglich, einfach die Hände mal zappeln zu lassen. Das heißt, dass Sie nicht so ruhig massieren, sondern erst einmal die Hände kräftig schütteln, die Arme mitschütteln und so die Unruhe herauslassen.

Hals- und Nackenmassage

Durch den Hals führen sehr viele wichtige Blutgefäße und Nervenbahnen. Er ist sehr empfindlich und deshalb darf die Massage immer nur ganz sanft erfolgen. Unser Hals mag es gar nicht, wenn wir ihn fest massieren.

Wenn Ihre Haut am Hals sehr rau ist, benutzen Sie ein schönes Massageöl oder eine angenehme Bodylotion.

Übung

Sie massieren den Hals am unteren Ende, dort wo der Hals auf den Oberkörper trifft, mit Zeigefinger oder Daumen in ganz kleinen, kreisenden Bewegungen. Sie beginnen hinten an der Halswirbelsäule und gehen nach vorne bis zum Schlüsselbein.

Diese Bewegung führen Sie auf jeder Seite dreimal durch. Wenn Sie dreimal den unteren Teil des Halses massiert haben, schütteln Sie leicht die Finger aus und lassen Sie in der Vorstellung Formen aus den Fingern herausfallen.

Nun massieren Sie leicht den oberen Ansatz des Halses. Beginnen Sie an der Schädelbasis mit leicht kreisenden Bewegungen von Zeige- und Mittelfinger oder Daumen. Massieren Sie langsam von der Mitte des Hinterkopfes zum Ohr hin und bis zum Bereich Ihrer Kehle. Massieren Sie den Hals an der Kehle und an den Außenseiten nur ganz vorsichtig, alles andere ist sehr unangenehm.

Wenn Sie sowohl den unteren als auch den oberen Halsbereich massiert haben, streichen Sie den Hals mit der ganzen Hand vorsichtig aus. Sie machen dies immer von hinten nach vorne und schütteln anschließend die Hände sanft aus.

!

Massieren Sie Ihren Hals ganz behutsam.

!

Den ersten Teil der Übung nenne ich „Das Suchen nach der Weihnachtsgans".

Mund und Zähne entspannen

Bestimmt kennen Sie folgende Situation: Sie haben etwas Leckeres gegessen und irgendwo zwischen den Zähnen hängt ein Stückchen Fleisch, das Sie noch drei Stunden nach dem Essen beschäftigt, sofern Sie keinen Zahnstocher zur Hand haben. Stellen Sie sich diese Situation bei dieser Übung vor.

Beginnen Sie im oberen äußeren Mund, das heißt zwischen den oberen Zähnen und der Lippe, mit der Zunge die Reste der Weihnachtsgans zu suchen.

Übung

Setzen Sie sich zwischendurch immer wieder etwas vornübergebeugt hin und spucken Sie Stücke, Würfel, Reste vor Ihrem geistigen Auge aus. Das heißt allerdings nicht, dass Sie wirklich auf den Boden spucken sollen. Wenn Sie das gern möchten, nehmen Sie ein Taschentuch und spucken Sie hinein, ansonsten stellen Sie sich die imaginären Würfel vor, die Sie sonst aus den Händen ausschütteln, und spucken diese aus.

Suchen Sie anschließend mit der Zunge die obere Lippe von innen ab. Machen Sie das vier- bis zehnmal und fühlen Sie dann, wie sich Ihre Oberlippe anfühlt. Vielleicht spüren Sie seit Jahren das erste Mal, dass Sie eine Oberlippe haben.

Gehen Sie nun an die Unterlippe und suchen zwischen innerer Lippe und Zähnen nach den Essensresten. Immer wenn die Zunge sich angestrengt anfühlt – das kann sich so anfühlen, als ob die Zunge Muskelkater hat –, spucken Sie wieder imaginäre Stücke, Brocken, Würfel vor sich aus.

Nachdem Sie das bis zu zehnmal gemacht haben, spüren Sie nach: Wie fühlt sich meine Unterlippe an?

Führen Sie die Übung genauso durch, wie ich sie hier beschreibe, erst die Oberlippe, dann nachspüren, dann die Unterlippe, dann nachspüren. Sonst fühlen Sie gar nicht, was diese absolut sanfte und doch so intensive Übung wirklich für Sie tut – den Mund und den Kiefer entspannen.

!

Die Unterlippe sollte auf Dauer wieder weit und weich werden.

Beobachten Sie einmal auf der Straße, wie viele Menschen Lippen haben, die einem Strich gleichen. Kein Säugling kommt mit einem Strich als Mund auf die Welt. Wir pressen die Lippen zusammen, wenn wir angestrengt sind, wenn wir nicht fühlen können, wenn wir nicht weiterwissen, wenn wir resigniert sind.

Machen Sie ein Foto von sich und stellen Sie sicher, dass Ihr

Mund wieder ganz locker und weit wird. Schauen Sie auf einem alten Foto nach, wie Ihr Mund mit 18 Jahren war. Normalerweise sind die Lippen dann weit und offen und freuen sich auf das Leben.

Gehen Sie jetzt mit der Zunge an den oberen Gaumen und versuchen Sie, so weit wie möglich nach hinten zu kommen. Fühlen Sie den Zahnrand und wiederholen Sie ungefähr zehnmal die gleiche Übung mit dem inneren Mund. Falls das zu anstrengend ist, machen Sie die Übung nur fünfmal. Spucken Sie anschließend wieder in Ihrer Vorstellung aus und fühlen Sie wieder hinein.

!

Diese Übung ist sehr wichtig bei Wortfindungs- oder Gedächtnisstörungen.

Die Zunge wird dadurch wieder weich und weit. Eine spitze, kalte Zunge ist extrem schlecht für unseren gesamten Zustand. Eine entspannte Zunge symbolisiert ein entspanntes Gehirn. Es ist wichtig, dass unser Gehirn entspannt und locker ist. Dann wird es gut durchblutet, dann kann es denken, dann kann es sich erinnern.

Diese Übung ist besonders wichtig, wenn Sie Wortfindungs- oder Gedächtnisstörungen haben und Ihnen Ereignisse, Personen oder Worte nicht (mehr) einfallen.

Führen Sie nun die gleiche Übung im Unterkiefer durch. Spüren Sie – so gut es geht – den ganzen Innenraum des Mundes und schütteln Sie die Zunge aus. Sie werden bald das Gefühl haben, als hätten Sie große und starke Lippen.

Wenn Sie den Mund so erweitert haben, legen Sie eine Hand auf den Unterleib und beginnen, mit der Handschale auszuatmen (Lektion 3). Sie können auch die Handschale bis zum Mund führen und in der Vorstellung drückt der Ausatem die Handschale hinunter.

Nehmen Sie jetzt Ihre Hände und massieren liebevoll Ihr Gesicht, vom rechten Kiefer bis zum linken Kiefer. Bleiben Sie länger unterhalb der Unterlippe, weil der Kinnbereich oft äußerst verspannt ist.

Wunderschön – es ist so viel Entspannung da und das kommt nur, weil Sie regelmäßig geübt haben. Das regelmäßige Üben ist das A und O. Diese Übungen zentrieren Sie wieder in Ihrem eigenen Leben und holen Sie aus dem übersozialen und oft überaktiven Leben wieder zurück zu sich selbst.

Wenn Sie diese Übung weiter erarbeiten wollen, nehmen Sie jetzt Ihre Hände und massieren liebevoll Ihr Gesicht vom rechten Kiefergelenk bis zum linken Kiefergelenk. Bleiben Sie dann wieder länger unterhalb der Unterlippe.

Eine meiner täglichen Lieblingsübungen ist, in den Bereich unter der Unterlippe zu fühlen. Dort läuft eine große Energielinie. Wenn ich diesen Bereich gelockert habe, spüre ich oft, dass die Finger warm werden und zu kribbeln beginnen. Der Rücken wird ebenfalls warm, weil dieser Punkt den ganzen Körper verbindet.

Die Zähne wachsen lassen

Dies ist eine der besten Übungen, die ich kenne, um Stress aus dem Kopf oder Mundbereich loszulassen. Es ist eine Übung, die Sie überall durchführen können, da keiner sieht, was Sie tun. Üben Sie diese Einspür- und Vorstellungsübung am besten erst einmal zu Hause, um sie später in jeder Gesprächsrunde oder in jeder Sitzung still für sich durchführen zu können.

Sie sitzen in Ihrem Zimmer und spüren in Ihre Zähne im Oberkiefer. Die Vorstellung ist, dass Sie mit dem rechten oberen Weisheitszahn beginnen und von dort aus bis zum linken oberen Weisheitszahn jeden Zahn einfach wachsen lassen, als wären die Zähne 2 cm, 5 cm, 10 cm, 40 cm länger. Falls Sie keine Weisheitszähne mehr haben und andere Zähne fehlen, üben Sie so, als wären alle Zähne komplett und gesund da.

Übung

!

Es ist wichtig, sich
komplett zu sehen.

Bitte beachten

Es ist ganz wichtig, sich immer komplett zu sehen. Auch wenn Sie
eine Gliedmaße verloren haben oder eine Amputation oder OP
hatten, sehen Sie sich in den Übungen immer komplett. Immer so, als
wäre der Blinddarm noch da oder als wäre der kleine Finger noch
dran. Das macht einen elementaren Unterschied, da der Energie-
körper nie so verletzt ist, wie der physische Körper es sein kann.

Wenn alle oberen Zähne so lang geworden sind, dann lassen Sie bitte die
unteren Zähne ebenfalls von rechts und links nach unten wachsen.

Im Anschluss an die Übung lassen Sie den Ausatem über die Brust,
das Becken, die Oberschenkel, die Knie, die Schienbeine zu Ihren Füßen
und 40 cm darüber hinaus laufen. Atmen Sie mindestens dreimal mit
diesem Atem aus, damit all die Spannung, die sich im Kopf löst, nach
unten zur Erde strömen kann.

Diese Übung nimmt sehr viel Spannung aus dem Mundbereich
und vor allem aus dem oberen Teil des Kopfes. Wenn Sie den Tag
über sehr viel mit anderen Menschen zusammen sind, Sie z. B. in
einem Geschäft oder im Außendienst arbeiten, ist dies eine wunderbare Übung, um das Gesicht wieder zu entspannen und sich
wieder selber zu fühlen. Machen Sie diese Übung auf Dauer nach
jedem Kundengespräch. Führen Sie die Übung nach jedem Telefonat durch.

Es ist übrigens auch eine schöne Übung nach jedem Zahnarzt-
besuch. Sie nimmt den Stress der Behandlung aus den Zähnen.
Wenn ich diese Übung durchführe, habe ich immer das Gefühl,
als wären die Zähne zu einem langen, weißen Rauschebart geworden.

!

Dies ist auch eine
wunderbare Übung
nach dem Zahn-
arztbesuch.

Ausgiebige Handmassage

Die Akupunkturlinien für den Dickdarm und den Dünndarm laufen über die Hände, deshalb habe ich hier für Sie eine ausführliche Anleitung für die Massage der Hände. Sie ist wunderbar für den Urlaub oder wenn Sie ein bisschen mehr Zeit haben als üblich.

! Dies ist eine Übung für die Freizeit und den Urlaub.

Führen Sie sie am besten durch, wenn Sie ruhig sind. Die Handmassage ist keine Übung nach einem extrem angespannten Tag. In so einer Situation ist es besser, wenn Sie eine Runde um den Block joggen.

Bevor Sie mit der Handmassage beginnen, legen Sie beide Hände auf Ihr Gesicht und fühlen Sie, wie sich Ihre Hände anfühlen: Sind die Hände kalt, sind sie warm, schwitzen Ihre Hände, sind die Hände trocken?

Übung

Es ist übrigens nicht wichtig, ob Ihre Hände schwitzen oder trocken sind, diese Übung wird nur durchgeführt, damit Sie das „Körperfühlen" lernen und Selbst-Bewusstsein erfahren. Hierbei handelt es sich nicht um ein Selbstbewusstsein in Form von „Ich habe viel gelernt", „Ich mache einen tollen Job" oder „Ich habe ein schickes Auto oder sehr schöne Kleidung". Also nicht die Dinge bringen Ihnen Selbstbewusstsein, sondern nur, wer Sie sind und wie Sie sich fühlen – darüber können Sie selbst lernen, sich einzuschätzen.

! Körperfühlen erzeugt ein Bewusstsein von sich selbst.

Jetzt beginnen Sie damit, mit der linken Hand die rechte Hand zu massieren. Die Handmassage wird vom Handgelenk her begonnen, indem Sie das Handgelenk liebevoll und sanft mit kleinen, kreisenden Bewegungen streicheln. Seien Sie dabei nicht zu schnell und testen Sie den gleichen Druck, den Sie auf die Hand ausüben, kurz im Gesicht aus. Es ist gut, wenn Sie im Gesicht fühlen, wie stark der Druck ist. Oft hat man kein Gefühl, ob der Druck zu stark ist. Das Gesicht ist jedoch immer empfindlich, hier können Sie alles nachprüfen.

Massieren Sie die Wurzel Ihrer Hand und beginnen Sie dann, nach und nach die Finger zu massieren. Sie beginnen mit dem rechten kleinen Finger, massieren ihn liebevoll von der Handwurzel zur Spitze und stellen sich dabei vor, dass der Finger dadurch länger wird. Oft ist es hilfreich, den Finger auch leicht hin und her und in den Gelenken zu bewegen.

Nachdem Sie die Hand und den kleinen Finger massiert haben, schütteln Sie die Hände aus, erst die rechte, dann die linke Hand. Nehmen Sie die Schultern dazu und schütteln diese mit aus. Lassen Sie wie immer Würfel oder andere Formen aus den Fingern herausfallen.

Massieren Sie anschließend von der Handwurzel der rechten Hand aus den Ringfinger. Vielleicht merken Sie schon, dass es Unterschiede gibt. Dass der kleine Finger entspannter ist als der Ringfinger oder umgekehrt. Eventuell wird der Ringfinger im Winter kalt und weiß. Dies gibt sich übrigens bei vielen Menschen durch die Übungen.

Massieren Sie die Wurzel Ihrer Hand und beginnen dann, nach und nach die Finger zu massieren.

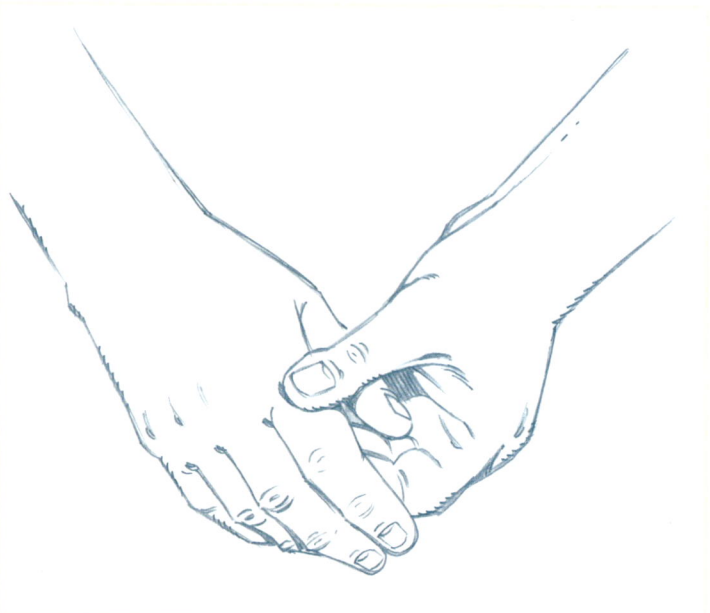

Verlängern Sie auch den Ringfinger. Oft ist ein leichtes Ziehen an der Fingerspitze zum Verlängern eine Hilfe. Schütteln Sie danach die Hände aus.

Am Anfang verlängern sich die Finger oft nur 2 bis 3 cm, später ist es fast so, als würden sich die Finger wie Teleskope nach vorn auseinanderschieben und verlängern, dann kann so ein Finger in unserer Vorstellung auch 30, 40 cm lang werden. Er kann aber auch 5 m und noch länger sein.

Dann nehmen Sie den Mittelfinger, massieren ihn mit rotierenden Bewegungen und verlängern ihn. Auf Dauer brauchen Sie nur zu denken „Ich habe ganz lange Finger" und Ihre Finger werden sich automatisch in Ihrer Vorstellung verlängern.

Wenn Ihnen die Übungen zu langatmig sind, können Sie beispielsweise während der Massage Musik hören oder zwischen der Massage der einzelnen Finger aufstehen und durch den Raum tanzen oder sich rütteln und schütteln.
    Wenn Sie merken, dass Sie Ihre Unterlippe wieder angespannt haben, machen Sie ein paar Mal den Mund auf und zu, sprechen ein paar unverständliche Worte und legen die Zunge auf die Zähne. Dabei ist die Zunge ganz breit. Die Zunge ist eine Reflexzone für das Gehirn, deshalb fängt es direkt an, sich zu entspannen. Seien Sie ganz entspannt und im Hier und Jetzt.

Jetzt massieren Sie den Zeigefinger in kreisenden Bewegungen von der Handwurzel her und verlängern ihn.

Der Zeigefinger löst oft Spannungen in der Lunge und am Herzen: Plötzlich wird die Lunge breiter und man kann einen tiefen Atemzug machen. Die Entspannung der Lunge ist sehr wichtig, da über die Lunge die Gesamtversorgung des Körpers mit Sauer-

! Da die Finger mit den inneren Organen verbunden sind, entspannt die Verlängerungsübung diese Organe.

! Die Massage des Mittelfingers nimmt sehr viel Spannung aus dem Nacken.

stoff und damit mit allen Nährstoffen vollzogen wird. Deshalb ist der Sauerstoff so wichtig für alle unsere Lebensvorgänge.

Schütteln Sie Ihre beiden Hände sorgfältig aus.

Legen Sie beide Hände auf Ihr Gesicht, nehmen Sie sich ein paar Minuten Zeit zum Fühlen: Wie fühlt sich meine Hand, wie fühlt sich mein Gesicht an? Ist die massierende Hand wärmer als die Hand, die massiert wird, oder ist sie kälter? Wird die Massagehand feucht?

Ich beobachte an mir selbst seit vielen Jahren, dass sich beim Massieren die Poren öffnen und ich feuchte Hände bekomme. Durch die Massage öffnen sich die Zellen und die Ummantelung der Haut. Die Lymphe kommt stärker in Bewegung und spült somit mehr Feuchtigkeit nach außen.

!

Schwitzen ist äußerst wichtig für die Entschlackung unseres Körpers.

Schwitzen ist äußerst wichtig für die Entschlackung unseres Körpers. Falls Sie nie schwitzen, ist es gut, hin und wieder in die Sauna zu gehen, damit der Körper wieder zu schwitzen beginnen kann. Leider ist das Schwitzen in unserer Kultur völlig verpönt. Unter anderem sorgt diese „Unsitte" dafür, dass bei vielen Menschen ab 45 Jahren sämtliche Schleimhäute nicht mehr optimal durchblutet sind, das heißt, aus der Nase kommt kein Sekret, der Mund und die Augen werden trocken, die Schleimhäute der Geschlechtsorgane produzieren nicht mehr genügend Wasser. Durch diese Übungen können diese lästigen Erscheinungen verbessert werden.

Jetzt kommt der Daumen dran. Für den nehmen Sie sich viel Zeit und lassen ihn schon während der Massage in der Vorstellung breiter werden. Massieren Sie ihn liebevoll von der Handwurzel zur Fingerspitze.

Es fühlt sich eventuell so an, als schreie die linke Seite: „Massier mich auch!" Falls Sie keinen Unterschied fühlen, sind die Übungen für Nichtfühler (Lektion 6) äußerst wichtig für Sie.

Jetzt beginnen Sie damit, mit der rechten Hand die linke Hand zu massieren. Zunächst streicheln Sie das Handgelenk liebevoll mit kleinen, kreisenden Bewegungen. Fühlen Sie nochmals kurz im Gesicht den Druck, den Sie auf die Hand ausüben, damit er nicht zu stark ist.

Massieren Sie die Wurzel der linken Hand und beginnen Sie anschließend, den Daumen von der Handwurzel zur Spitze hin sanft zu massieren. Hilfreich ist es, den Finger leicht hin und her und in den Gelenken zu bewegen. Stellen Sie sich dabei vor, dass der Daumen immer länger wird.

Nachdem Sie den Daumen massiert haben, schütteln Sie wieder die Hände aus, erst die linke, dann die rechte Hand. Nehmen Sie die Schultern dazu und schütteln diese mit aus. Lassen Sie wie immer Würfel oder andere Formen aus den Fingern herausfallen.

Jetzt wird der Zeigefinger von der Handwurzel bis zur Spitze massiert. Vielleicht bemerken Sie jetzt schon, dass es Unterschiede gibt. Dass der Daumen entspannter ist als der Zeigefinger oder umgekehrt. Verlängern Sie dann auch den Zeigefinger – gern mithilfe eines leichten Ziehens an der Fingerspitze.

Schütteln Sie wieder Ihre Hände aus. Nehmen Sie anschließend den Mittelfinger, massieren Sie ihn mit rotierenden Bewegungen und verlängern Sie ihn.

Massieren Sie jetzt den Ringfinger rotierend von der Handwurzel her bis zur Spitze und verlängern Sie ihn. Schütteln Sie anschließend beide Hände aus.

Legen Sie beide Hände auf Ihr Gesicht und fühlen Sie, wie sich die Hände anfühlen: Wie fühlt sich mein Gesicht an? Ist die massierende Hand wärmer als die Hand, die massiert wird, oder ist sie kälter? Wird die Massagehand feucht?

Wie fühlen sich die beiden Hände an?

Massieren Sie nun den kleinen Finger von der Handwurzel zur Spitze und verlängern Sie ihn. Schütteln Sie die Hände gut aus und spüren Sie nach, wie sich Ihre beiden Hände anfühlen.

Stellen Sie sich vor, dass sich das linke Handgelenk nach dieser Massage vergrößert hat. Spüren Sie in das rechte Handgelenk und verbreitern Sie auch dieses.

Nach dem Verbreitern der Handgelenke verbreitern Sie die Handteller und Finger. Sie vergrößern zuerst den kleinen Finger der rechten Hand. Er wird doppelt so breit und lang. Danach verbreitern Sie den kleinen linken Finger. Dann werden an beiden Händen die Ringfinger verbreitert und verlängert.

Anschließend werden beide Mittelfinger verbreitert. Der Handteller wird größer und es entsteht in Ihrer Vorstellung ein Riesenhandteller, so breit wie bei einem Riesenhandschuh, der mindestens 20 cm breiter ist als der ganze Handteller. Atmen Sie durch diese verbreiterte Handfläche über die Finger zum Mittelfinger nach außen aus.

Im Anschluss kommt auf beiden Seiten der Zeigefinger dran. Fühlen Sie die beiden Finger. Gehen Sie von der Handmitte zu den Fingern und verbreitern Sie sie.

Zum Schluss verbreitern Sie die Daumen. Die Daumen werden ganz breit. Verlängern Sie sie und atmen Sie über die verbreiterten Daumen aus. Der verbreiterte Daumen nimmt teilweise Spannungen aus dem Außenohr mit.

Atmen Sie ein paar Minuten oder auch länger über die verbreiterten Finger aus.

Wenn Sie jetzt merken, dass Sie extrem müde oder entspannt werden, legen Sie sich hin und atmen Sie im Liegen einfach weiter über die verbreiterten Finger aus.

> **!**
>
> Die Handmassage ist immer auch eine Ganzkörpermassage.

Ich empfehle Ihnen, die Übung an dieser Stelle zu stoppen, und erst einmal nur zu genießen, wie die Hände sich anfühlen. Sie können diese Übung tagelang durchführen, sie ist wunderschön, weil die Hände genau wie die Füße eine Reihe von Reflexzonen im Körper haben. Aus diesem Grund ist die Handmassage auch immer eine gesamte Körpermassage.

Genießen Sie die Übungen und machen Sie in Ruhe in den nächsten Tagen mit der nächsten Lektion weiter.

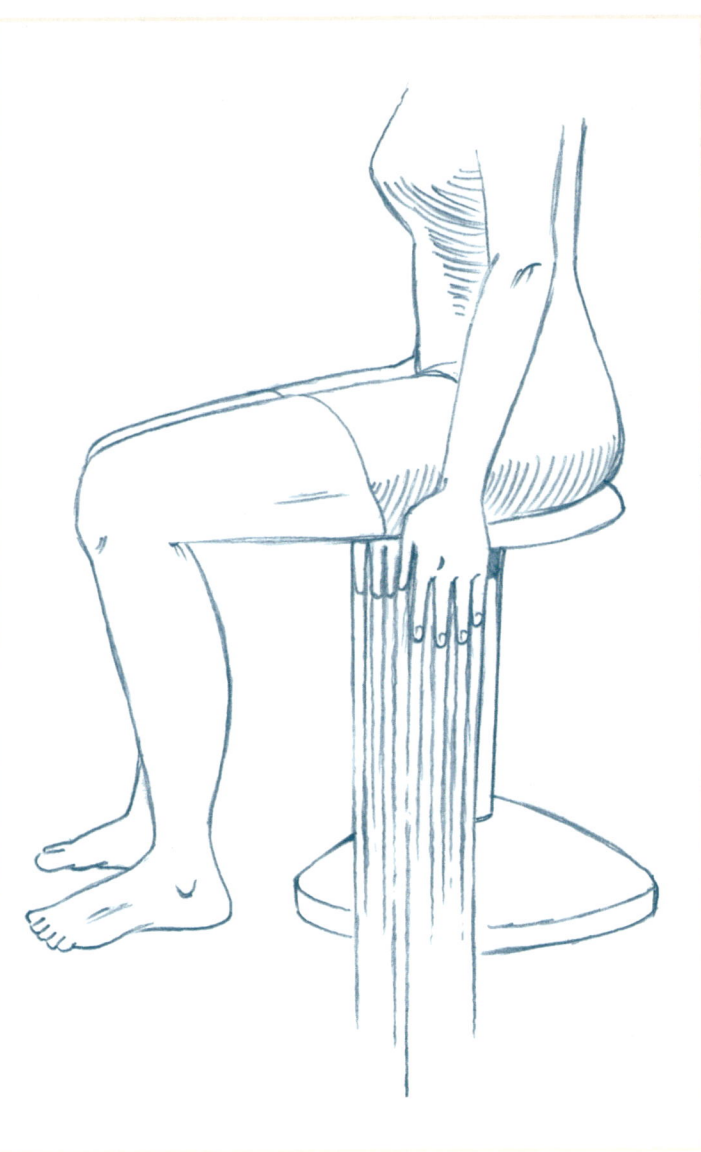

Atmen Sie einige Minuten über die verlängerten und verbreiterten Finger aus.

Lektion 9: Routinen für den Alltag

Sie sind nun bei Lektion 9 angelangt. Wenn Sie ausdauernd geübt und Ihre Ernährung umgestellt haben, haben Sie vielleicht die ersten großen Erfolge. Oder Sie verzeichnen kleine Erfolge. Oder aber Sie können gar nicht feststellen, dass sich irgendetwas geändert hat.

!

Vergleichen Sie sich nicht mit anderen.

Vergleichen Sie sich nicht mit anderen, die irgendwelche Übungsprogramme machen. Entwicklung ist sehr individuell. Sie haben womöglich den Eindruck, total im Stau zu stehen, und dann kommt der Sprung über die Mauer unerwartet und plötzlich. Oft hat dieser Sprung sich über ein Jahr vorbereitet und eingeleitet.

Ich habe Ihnen zu Anfang des Buches empfohlen, ein Tagebuch zu führen. Wenn Sie zu den Menschen gehören, die ihre Erfolge nicht wahrnehmen können, ist ein Tagebuch sehr günstig. Schreiben Sie mindestens sechs Wochen auf, wie Ihre Verdauung war, wie Ihre Stimmung war, Ihre Kontakte mit anderen Menschen waren und ob Ihnen Ihre Arbeit in Ihrem Haushalt, in Ihrer Familie Freude oder keine Freude gemacht hat.

!

Hat sich seit Beginn der Übungen bei Ihnen etwas geändert?

Falls Sie keinerlei Erinnerungen an die Wochen vor Beginn der Übungen haben, fragen Sie einmal Ihre Umgebung: „Wie war ich vor sechs Monaten? Hat sich irgendwas geändert?" Oft ist es gut, jemanden zu fragen, den Sie nicht täglich sehen. Jemand, den Sie täglich sehen, nimmt keine Veränderung wahr. Veränderungen gehen schrittweise und können nicht in Zentimetern gemessen werden. Besuchen Sie deshalb jemanden, den Sie nur selten sehen und fragen Sie ihn oder sie nach einer Weile, ob sich irgendwas an Ihnen verändert hat.

Oft haben diese Personen eine bessere Wahrnehmung von uns, etwa so, wie wenn die Tante aus Australien nach drei Jahren ihren Neffen wiedersieht und ruft: „Oh mein Gott, bist du groß geworden!"

Massage der Füße mit der Hand

Sie setzen sich in einen bequemen Stuhl, zu Hause oder im Büro.

Spüren Sie mit den Händen, wie sich Ihre Füße anfühlen. Nehmen Sie wahr, ob die Füße warm oder kühl sind, ob sie feucht oder trocken sind, ob die Füße sich rau oder samtweich anfühlen.

Übung

Dann nehmen Sie Ihren rechten Fuß in die Hände und massieren ihn leicht, sehr sanft, sehr liebevoll. Wenn Sie spüren, dass der Fuß sehr kalt ist, nehmen Sie wahr, wo die Kälte beginnt. Das kann am Knöchel sein, das kann in der Mitte des Fußes sein, das können einzelne Zehen sein.

Massieren Sie den rechten Fuß eine Minute, vielleicht auch zwei Minuten lang. Anschließend schütteln Sie sanft beide Füße aus. Lassen Sie dabei in Ihrer Vorstellung einige Würfel, Bälle, Dreiecke oder andere Formen herausfallen. Danach schütteln Sie in der gleichen Weise Ihre Hände aus.

Jetzt nehmen Sie den linken Fuß in Ihre Hände und massieren ihn leicht. Spüren Sie wieder, wenn der Fuß kalt ist, wo die Kälte beginnt, und massieren Sie auch hier zuerst die Stellen, wo die Kälte der Wärme begegnet.

!

Massieren Sie liebevoll die Stellen zwischen Wärme und Kälte.

Falls die Füße oder Teile der Füße nicht kühl sind, aber sehr rissig und rau, kaufen Sie sich demnächst eine schöne Fußcreme und cremen Sie damit sanft und liebevoll Ihre Füße ein.

Nachdem Sie beide Füße massiert haben, schütteln Sie liebevoll beide Füße aus und lassen wieder Formen herausfallen. Das machen Sie danach auch mit Ihren Händen.

Nachdem Sie die Fußmassage durchgeführt haben, setzen Sie sich einige Minuten hin und fühlen Ihren Körper.

Nach dem Einspüren nehmen Sie Ihren rechten Fuß hoch und legen ihn auf Ihr linkes Bein. Sie beginnen nun von den Zehen her den rechten Fuß zu massieren.

Sie nehmen den kleinen Zeh in die Hand, massieren ihn vorsichtig und zärtlich, bewegen ihn leicht und stellen sich dabei vor, dass der Zeh langsam, aber sicher länger gezogen wird.

Wenn Sie den kleinen Zeh massiert haben, schütteln Sie bitte die Hände aus. Es kann sein, dass sie sich durch diese ungewohnte Tätigkeit danach angestrengt oder schwer anfühlen.

!

Schütteln Sie zwischendurch immer wieder Ihre Hände aus.

Nehmen Sie danach den zweiten kleinen Zeh des rechten Fußes und massieren Sie ihn in aller Ruhe – von unten, von oben, ein bisschen auch vom Fußballen her – und ziehen Sie ihn wieder in der Vorstellung in die Länge. Dann folgt der Mittelzeh des rechten Fußes. Massieren Sie auch ihn, bewegen Sie ihn leicht, ziehen Sie ihn wieder lang. Und schütteln Sie am Ende die Hände aus.

Dann kommt der Zeh neben dem großen Zeh des linken Fußes dran. Er wird genauso liebevoll massiert und lang gezogen und am Ende fallen beim Ausschütteln der Hände wieder Würfel heraus.

!

Diese Zehenmassage wirkt sehr entspannend auf Kopf, Kopfhaut und Stirn.

Nehmen Sie wahr, ob Sie die Zehen Ihres rechten Fußes mehr fühlen als die des linken Fußes.

Nun massieren Sie bitte den großen Zeh. Der große Zeh hängt laut der Lehre der Reflexzonen sehr mit dem Kopf und somit mit dem Denken zusammen.

Generell können alle Zehen so angespannt sein, dass bei der Zehenmassage zu Anfang alle Zehen schmerzen. Massieren Sie dann vorsichtig und streicheln Sie Ihre Zehen mehr, als dass Sie sie massieren.

Nachdem Sie den großen Zeh massiert haben, schütteln Sie die Hände gut aus. Nehmen Sie den Fuß in beide Hände. Unter den rechten Fuß kommt die linke Hand, über den Fuß kommt die rechte Hand.

Sie streichen jetzt über den ganzen Fuß und bemerken, wie sich Ihr Fuß anfühlt. Danach machen Sie mit den Zeigefingern auf dem Fußrücken kleine, kreisende Bewegungen und stellen sich vor, Ihre Ausatemluft würde über den Fuß und über die Zehen streichen wie ein Wind.

Nach einigen Atemzügen stellen Sie beide Füße nebeneinander und fühlen. Wie fühlt sich mein massierter Fuß an? Wie fühlt sich mein nicht massierter Fuß an?

Nun massieren Sie den anderen Fuß auf die gleiche Art und Weise. Sie nehmen den linken Fuß hoch und massieren den kleinen Zeh, bewegen ihn leicht und stellen sich vor, dass Sie ihn lang ziehen. Danach massieren Sie alle Zehen der Reihe nach und verlängern Sie in der Vorstellung, bis Sie an der linken großen Zehe angekommen sind. Bitte schütteln Sie nach jeder Zehe die Hände in der oben beschriebenen Weise aus und lassen Sie Würfel aus ihnen herausfallen.

Legen Sie nun die rechte Hand unter den linken Fuß und massieren Sie den Fußrücken mit den Fingern der linken Hand in kleinen, kreisenden Bewegungen mit der Vorstellung, die Ausatemluft würde zu den Zehen hinausfließen wie ein Wind.

Sie schütteln wieder Würfel aus den Händen und massieren die Fußsohle von unten mit kleinen, kreisenden Bewegungen, von der Ferse zu den Zehen. Noch einmal schütteln Sie die Hände aus und stellen danach die Füße beide auf den Boden und fühlen in sie hinein. Wie fühlen sich meine Beine und Füße an?

Möglicherweise bemerken Sie Unterschiede, möglicherweise fühlen sich die Füße exakt gleich an, beides ist in Ordnung.

Für eine Fußmassage können Sie je Fuß fünf bis zehn Minuten brauchen. Wenn Sie viel Zeit haben, gönnen Sie Ihren Füßen eine Massage von jeweils 30 Minuten.

Sich gegenseitig die Füße zu massieren ist auch eine wunderschöne Übung für Paare oder für Familienmitglieder und Freunde. Massieren Sie sich beispielsweise gegenseitig ein- bis zweimal in der Woche die Füße, während Sie im Fernsehen eine schöne Sendung schauen.

> **!**
> Lassen Sie Ihren Atem über die Zehen hinausfließen.

> **!**
> Wunderschön ist es auch, sich gegenseitig die Füße zu massieren.

Tipp: Verzichten Sie mal auf die Nachrichten
Menschen mit nervösen Symptomen – und dazu gehören auch
Darmstörungen – sollten auf keinen Fall aktuelle Sendungen
schauen. Hier werden wir mit hochgradig negativen Mitteilungen
konfrontiert. Aber so ist unsere Welt nicht, das ist nur eine Auswahl
und auf keinen Fall die Realität. Ich rate Menschen mit vegetativen
Problemen seit vielen Jahren total davon ab, Nachrichtensendungen
zu sehen. Unser Gehirn ist so gestaltet, dass wir die Bilder als erlebte
Realität abspeichern.

Vielleicht finden Sie es ganz schrecklich, sich nicht mehr über die
Realität – oder was wir dafür halten – zu informieren. Probieren Sie
es einfach mal sechs Wochen aus und schauen Sie keinerlei Nachrichten. Sie werden feststellen, dass Ihre Welt viel schöner wird.

Übrigens: Wenn ich für Sie Gesundheitsprogramme entwickle,
schaue ich überhaupt kein Fernsehen. Mein kreativer Prozess wird
durch all die Bilder völlig irritiert.

Die Verlängerung der Zehen

Diese Übung ist für die Regeneration des ganzen Körpers äußerst
wichtig.

Übung

Sie stellen Ihre Füße auf ein DIN-A4-Blatt und zeichnen Ihre Zehen darauf länger. Nehmen Sie dieses Bild mit den verlängerten Zehen ein bis
zwei Minuten in sich auf.

Jetzt stellen Sie Ihre Füße ohne Blatt auf den Fußboden und verlängern in der Vorstellung vom rechten kleinen Zeh bis zum rechten großen
Zeh jeden einzelnen Zeh, dann am linken Fuß jeden einzelnen Zeh vom
großen Zeh bis zum kleinen Zeh.

Am Ende haben unsere Füße lange Röhrenzehen, aus denen wir später auch lernen auszuatmen.

Jetzt kombinieren Sie die zuvor beschriebene Fußmassage mit dem
Verlängern der Zehen. Wenn Sie am Außenrist entlanggegangen sind,

stellen Sie sich vor, dass Sie imaginär mit Ihrer rechten Hand alle Zehen lang ziehen.

Manchmal sind die Vorstellungsübungen gewöhnungsbedürftig. Dann kann es sich so anfühlen, als würde die Fußsohle nach unten sinken. Das soll auch so sein, denn die Verlängerung der Zehen und das Absinken der Fußsohle erhöht das Empfinden der Entspannung.

Viele haben verkrampfte Zehen. Dann können die Zehen gar nicht glatt aufliegen, sondern sie sind gekrümmt. Das Verlängern der Zehen entspannt entscheidend alle Ihre Zehen. Sie können diese innere Übung als Routine wunderschön jeden Tag einbauen.

Haben Sie viel Freude beim Üben.

!

Haben Sie Geduld mit sich.

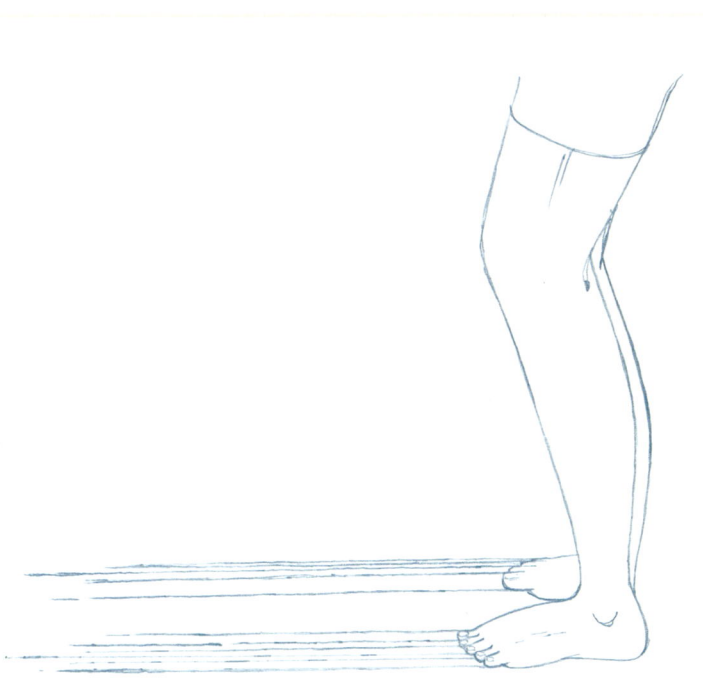

Stellen Sie sich vor, dass alle Zehen verlängert werden.

Lektion 10: Reise durch den Verdauungstrakt

Die Übung dieser Lektion habe ich speziell für Sie entwickelt. Genauso wie bei den anderen Lektionen ist es ein spezielles Übungsprogramm für Menschen mit Darmstörungen. Lektion 10 unterscheidet sich jedoch wesentlich von den anderen. Sie führen keine aktiven Übungen durch, Sie wandern ausschließlich in Ihrer Vorstellung durch Ihren Körper.

Der besseren Übersicht wegen habe ich sie in vier Abschnitte eingeteilt.

Ich empfehle Ihnen, vor dieser Übung in ein Anatomiebuch zu schauen. Wenn Sie kein Anatomiebuch zu Hause haben, schauen Sie sich im Internet ein schematisches Bild unseres Verdauungssystems. Dieses Bild wird Ihnen helfen, die Übung einfach und leicht durchzuführen.

Falls Ihnen diese Übung behagt, empfehle ich Ihnen, sie aufzunehmen und eine CD davon zu brennen, die Sie überallhin mitnehmen können. Vielleicht haben Sie auch einen MP3-Player oder verwenden noch ein Kassettengerät. So ist sichergestellt, dass Sie die Anleitung immer komplett zur Verfügung haben.

Warum empfehle ich, die Übung aufzunehmen? Ich habe oft Leute in meiner Praxis, die sagen: „Ich behalte alle Übungen, ich kann die aus dem Kopf durchführen." Sicher gibt es Menschen mit einem unglaublichen Gedächtnis, vielleicht gehören Sie ja dazu, das zeichnet Sie aus und ist ungewöhnlich. Sprechen Sie sich die Übung aber bitte selbst dann auf, wenn Sie ein Supergedächtnis haben, und führen Sie sie exakt durch oder versuchen sie exakt durchzuführen. Diese Übung ist sehr komplex. Es ist nicht so, dass kleine Abwandlungen der Übung Ihre Heilung vereiteln. Die kleinen Abwandlungen sind nicht das Problem, sondern das Auslassen von ganzen Übungsblöcken.

!

Betrachten Sie vorher ein Schaubild unseres Verdauungssystems.

!

Im Buchhandel oder über das Internet können Sie eine CD mit dieser Übung sowie weiteren geführten Übungen erwerben.

Gerade wenn Sie an einer Darmstörung leiden, haben Sie vielleicht die Neigung, nicht das zu tun, was Ihnen hilft. Dies geschieht unterhalb Ihrer Wahrnehmungsschwelle – Sie merken noch nicht einmal, dass Sie sich selbst durch ein altes Verhalten immer wieder austricksen, sodass gesundheitlich stets die gleichen Symptome entstehen.

Ich könnte vielleicht sagen, Darmstörungen finden im Untergrund statt. Darmpatienten sind meistens Untergrundkämpfer und bemerken noch nicht einmal, wie sie sich selbst bekämpfen. Wir bekämpfen übrigens immer nur uns selbst, auch wenn Sie manchmal meinen, mit dem Partner, den Kindern, dem Chef, dem Schwiegervater usw. zu kämpfen. Sind Sie bereit, diesen Untergrundkämpfer zu sehen? Ja? Dann setzen Sie sich heute Abend hin und schreiben Sie auf: „Ich bin bereit und will sehen, wie ich selbst meine Gesundheit unterwandere." Wenn ich so etwas bei mir wahrnehme, gehe ich sogar so weit, dass ich mir erlaube, alles zu sehen, egal was es ist, auch mich in meinem Selbstboykott.

!

Darmpatienten sind gern Untergrundkämpfer und kämpfen gegen sich selbst an.

1. Vorbereitung

Bitte legen Sie sich gemütlich auf Ihr Bett, Ihr Sofa oder Ihren Fußboden und stellen Sie sicher, dass Sie am Anfang mindestens 30 Minuten Zeit haben.

Übung

Es ist wichtig, den Kopf angenehm zu lagern und unter die Knie ein Kissen zu legen, damit die Knie und Kniekehlen nicht durchdrücken. Sie haben auch eine Decke zur Hand, damit Sie sich, falls es Ihnen kalt wird, zudecken können.

Zuerst spüren Sie, wie Sie auf Ihrer Unterlage liegen. Sie nehmen Ihren Hinterkopf wahr, Sie nehmen Ihren Hals und Nacken wahr und spüren, was berührt die Unterlage und was berührt die Unterlage nicht. Gehen Sie jetzt in der Wahrnehmung zu Ihren Schultern, die rechte Schulter fühlen Sie, linke Schulter fühlen Sie und Sie lassen die Schultern heruntersinken. Ihre Hände und Arme liegen neben dem Körper oder die

!

Sie testen selber aus, welche Haltung für Sie die angenehmere ist.

Hände liegen auf Ihrem Unterleib und die kleinen Finger berühren das Schambein.

Jetzt spüren Sie, wie Ihr Rücken die Unterlage berührt. Nehmen Sie sich dafür einige Atemzüge Zeit und fühlen Sie, ob sich beim Einatmen der Unterbauch hebt und beim Ausatmen senkt.

Ist dies der Fall, machen Sie weiter mit der Übung. Geht Ihr Atem exakt andersherum? Wird der Bauch beim Einatmen flach und beim Ausatmen dick? Falls Sie in dieser Weise atmen, üben Sie bitte wochenlang jeden Abend mit den Händen auf dem Unterbauch, dass beim Einatmen der Unterleib dicker und beim Ausatmen dünner wird. Das ist die normale Atmung.

Nach dem Rücken spüren Sie jetzt in Ihr Becken. Wie liegt das Gesäß auf der Unterlage? Sie spüren weiter zu Ihren Oberschenkeln, lassen die Oberschenkel in die Matratze sinken. Dabei werden sie etwas breiter, lassen Sie die Kniekehlen in Ihr Bett sinken. Dabei werden auch sie breiter. Lassen Sie die Waden und die Fersen in Ihr Bett sinken.

Ihr ganzer Körper ist jetzt bewusst mit Ihrer Lage im Bett verbunden. Sie haben das Ausatmen mit der Handschale (Lektion 3) schon durchgeführt? Dann beginnen Sie jetzt in Ihr Becken einzuatmen und über die Beine und Füße und über die Zehen hinaus auszuatmen. Tun Sie dies bitte fünf- bis zehnmal.

!

Diese Art der Atmung entspannt und beruhigt Ihren Körper.

Übung

2. Den Mund erkunden

Nun beginnt Ihre eigentliche Reise durch Ihren Mund, Ihre Speiseröhre und Ihren Verdauungstrakt.

Ihre Verdauung beginnt im Mund. Sie untersuchen deshalb mit Ihrer Zunge den Mund, lassen Ihre Zunge leicht über die Lippen fahren, dann untersuchen Sie mit Ihrer Zunge den Raum zwischen Lippen und Zähnen und danach wird jeder Zahn einzeln untersucht.

Wenn Sie die Zähne untersucht haben, untersuchen Sie mit Ihrer Zunge Ihren Gaumen und danach den Boden der Mundhöhle. Anschließend lassen Sie die Zähne die Zunge fühlen und den Gaumen und den Boden der Mundhöhle die Zunge fühlen.

Falls sich die Zunge sehr schwer anfühlt, stellen Sie sich vor, dass Sie einige Würfel oder Bälle aus dem Mund ausspucken. Sie können sich auch vorstellen, dass Sie die Zunge leicht ausschütteln. Das Ausschütteln der Zunge gelingt, falls Sie liegen, am besten, wenn Sie den Kopf nach rechts oder links drehen.

!

Nehmen Sie sich dafür die Zeit, die Sie brauchen.

3. Speiseröhre und Magen wahrnehmen

Nun beginnt eine andere Form der Wahrnehmung, denn in den Bereich der Speiseröhre kommen Sie nicht mit der Zunge hinein. Sie fühlen in Ihre Speiseröhre hinein und stellen sich vor, dass Sie langsam nach unten wandern, als würden Sie breit in die Speiseröhre atmen. Die Speiseröhre dehnt sich beim Einatmen leicht aus, beim Ausatmen zieht sie sich leicht zusammen.

Übung

Ihr ganzer Verdauungstrakt, Ihr ganzer Körper pulsiert. Sie fühlen diesen Puls jetzt ganz bewusst.

Von der Speiseröhre gehen Sie langsam zum Magen. Dort gibt es etwas, das man Pförtner nennt. Dieser wirkt so etwa wie eine Klappe. Sie spüren in die Klappe, Sie fühlen die Klappe von oben und von unten und Sie fühlen die Rundung der Öffnung zum Magen hin. Lassen Sie die Klappe und die Magenöffnung pulsieren.

!

Ihr ganzer Körper pulsiert. Fühlen Sie den Puls ganz bewusst.

Jetzt gehen Sie weiter in den Magen. Vielleicht behagt Ihnen dieser Teil der Übung nicht, weil Sie hin und wieder Magenprobleme haben. Sind Sie bereit, die Beschwerden Ihres Magens zu fühlen? Vielleicht drückt Ihr Magen, fühlen Sie einfach hinein.

Sie fühlen Ihren Magen überhaupt nicht? Dann wandern Sie in Ihren Magen hinein und spüren den Sack. Ein Magen ist nichts anderes als ein Sack, Sie können ihn sich ähnlich vorstellen wie die spanischen Ledersäckel, aus denen Sie im Urlaub Wein getrunken haben.

!

Nehmen Sie sich ein bisschen Zeit für Ihren Magen, er hat es verdient.

Am Ende des Magens ist der Magenausgang. Schauen Sie noch mal in Ihr Anatomiebuch, wie so ein Magenpförtner aussieht. In Gedanken streicheln Sie ihn und lassen Ihren Pförtner, ihre Magenklappe pulsieren.

4. Reise durch den Darm

Nun geht es weiter. Sie wandern durch Ihren Dünndarm. Der Dünndarm liegt in vielen Windungen in Ihrem Unterbauch. Wandern Sie durch die Windungen, bis Sie nach einiger Zeit zu Ihrem Dickdarm gelangen, der auf der rechten Seite Ihres Unterbauches beginnt. Dann steigt er langsam nach oben rechts, verläuft dann vorne an Ihrer Rippe unter Ihrem Zwerchfell nach links und führt an der linken Seite wieder hinunter. Sie wandern in Ihren Därmen. Lassen Sie den Darm pulsieren. Fühlen Sie die Peristaltik, den Impuls Ihres Darmes. Atmen Sie in aller Ruhe und stellen Sie sich vor, Sie könnten in einem langsamen Rhythmus mit dem Darm atmen.

!

Lassen Sie sich für diese Übung so viel Zeit, wie Sie wollen.

Jetzt richten Sie Ihre Aufmerksamkeit auf den Enddarm und den Schließmuskel. Stellen Sie sich erst einmal vor, dass der Enddarm und der Schließmuskel mit jedem Atem weiter werden und sich beim Ausatmen leicht zusammenziehen. Lassen Sie Ihr ganzes Gesäß mitatmen. Die Gesäßbacken werden beim Einatmen weiter, die Beckenknochen atmen mit. Bemerken Sie das? Die Beine atmen mit, die Füße und anschließend der ganze Körper.

Sie nehmen sich jetzt Zeit in Ihrer Vorstellung, um den Schließmuskel von innen mit kleinen, rotierenden Bewegungen zu massieren. Sie rotieren mit kleinen Bewegungen in beide Richtungen und Sie gehen langsam die Rundung entlang. Mit der gleichen Vorstellung machen Sie dies von außen. Mit kleinen Bewegungen, sanften Rotationen massieren Sie Ihren Schließmuskel von außen in beide Richtungen.

Sie beenden diese Übung, indem Sie die Augen öffnen, schließen und wieder öffnen, die Hände aneinanderreiben und sehr liebevoll mit den Händen über den Körper gehen und ihn so von oben nach unten ausstreichen.

Atmen Sie danach dreimal in Ihr Becken ein und lassen Sie den Ausatem von Ihrem Kopf über den ganzen Körper auch an den Ellenbogen entlang bis 40 cm unter Ihre Füße fließen.

Die Übung „Reise durch den Verdauungstrakt" können Sie in Teilen immer dann durchführen, wenn Sie daran denken, und vor allen Dingen, wenn Sie Beschwerden haben. Es ist auch gut möglich, dass Ihnen bestimmte Teile dieser Vorstellungsübung genügen. Führen Sie diese Teile möglichst täglich durch. Manchmal sind Teile jedoch nicht ausreichend, dann führen Sie die Übung zusätzlich in Ihrer Vorstellung durch. Achten Sie jedoch darauf, sie auch regelmäßig komplett zu machen. Hier ist die CD- oder sonstige Aufnahme hilfreich.

> **!** Führen Sie Teile dieser Übung immer dann durch, wenn Sie daran denken oder Beschwerden haben.

Manchmal ist es auch gut, diese Übung zu machen, während Sie sich massieren. Sie nehmen eine Creme und massieren hin und wieder den Schließmuskel von außen und innen.

Haben Sie keine Sorge, Ihren Schließmuskel zu berühren. Er gehört genauso wie unsere Lippen zu unserem Verdauungstrakt.

Seien Sie tief entspannt bei dieser Übung!

Lektion 11: Lockerung der Lippen

Bei meinen langen Studien und der Begleitung von Menschen mit Reizdarmsyndrom fiel mir immer wieder auf, dass häufig die untere Partie des Gesichtes, sprich der Mund, das Kiefergelenk, die Oberlippe, das Jochbein und die Nase, stark angespannt waren. Aus diesem Grund habe ich für Sie spezielle Übungen zu diesen Bereichen zusammengestellt.

Vorübung: Zehen und Finger bewegen

Sie beginnen, bevor Sie diese Übungen machen, immer damit, die Zehen und die Finger zu bewegen. Falls Sie die Möglichkeit haben, die Schuhe auszuziehen, tun Sie dies bitte. Falls Sie keine Möglichkeit dazu haben, führen Sie die Übung einfach in den Schuhen durch.

> **!** Ziehen Sie möglichst die Schuhe aus.

Übung

Bewegen Sie ein bis zwei Minuten die Zehen auf und ab und stellen Sie sich dabei immer wieder vor, Sie würden mit den Zehen etwas greifen.

Wenn Sie einige Minuten die Zehen bewegt haben, schütteln Sie Ihre Füße aus, mit oder ohne Schuhe, und lassen Sie in Ihrer Vorstellung dreidimensionale Formen, wie z. B. Würfel, herausfallen. Falls Sie sich keine Formen vorstellen können, stellen Sie sich vor, das geschriebene Wort „Würfel" würde aus Ihren Füßen herausfallen.

Machen Sie jetzt genau die gleiche Übung mit Ihren Händen. Sie bewegen die Finger, schließen die Hand und öffnen die Hand, schließen die Hand und öffnen die Hand. Dann stellen Sich sich vor, dass Sie etwas mit den Händen greifen und es wieder loslassen.

Wenn Sie das ein bis zwei Minuten durchgeführt haben, lassen Sie bitte aus jedem Finger mehrere Würfel in Ihrer Vorstellung herausfallen. Alternativ lassen Sie wieder das Wort „Würfel" herausfallen.

Wenn Sie bei bildhaften Vorstellungen immer wieder Probleme haben, hilft es manchmal, die Überkreuzübung (siehe Lektion 1) durchzuführen oder sich selbst den Satz vorzusagen: „Es ist für mich leicht und einfach, mir Bilder vorzustellen."

Überprüfen Sie bitte, ob Ihre Füße sich warm anfühlen. Falls die Füße kalt sind, führen Sie die Bewegungen mit den Zehen einige Minuten länger durch.

Sie atmen jetzt, wie Sie es schon kennen, in Ihr Becken ein und atmen einige Male mit der Handschale (Lektion 3) aus. Falls Sie die Übung durchführen, während Sie mit anderen Menschen zusammen sind, stellen Sie sich einfach eine Handschale, die nach unten sinkt, vor.

Die Lippen lockern

Übung

Sie fühlen zuallererst Ihre Lippen. Pressen Sie die Lippen ganz leicht aufeinander und lassen Sie diese wieder los.

Die Übung führen Sie zehn- bis zwölfmal durch.

Fühlen Sie, wie Ihre Lippen sich jetzt anfühlen – kalt, warm, locker, eng? Vielleicht fühlen Sie Ihre Lippen auch überhaupt nicht.

Jetzt gehen Sie dazu über, Ihren Unterkiefer ganz leicht nach vorne zu schieben. Die Bewegung kann so gering sein, dass niemand um Sie herum die Bewegung sieht.

Möglicherweise fühlen Sie, dass Ihr Hals eng ist. Möglicherweise fühlen Sie Luftnot. Falls der Hals sich eng anfühlt, ist es sehr wichtig, zwischendurch die Knie zu massieren (Lektion 3) und sich vorzustellen, dass die Kniekehlen zu großen, weiten Säcken werden. Die Kniesäcke und die Vorstellung, dass die Knie breiter werden, nimmt immer das Gefühl von Enge und Stau im Hals.

!

Es kann sein, dass Sie eine Enge im Hals spüren.

Als Nächstes stellen Sie sich bitte vor, dass Sie die Oberlippe in Richtung Nase ziehen, dabei wird gleichzeitig die Nase gerümpft.

Mit dem Naserümpfen kommt auf Dauer ein Ton aus Ihrem Mund heraus. Falls er nicht von alleine herauskommt, beginnen Sie mit einem „Iiii" und lassen das „Iiiiiiiiii" ganz lang werden.

Falls Sie Ekel spüren – Darmsymptome haben sehr oft mit Ekel und Scham zu tun –, lassen Sie den Ton zu einem „Igittigitt" oder auch „Ba Ba Ba" werden.

Diese Übung kann mannigfaltige Reaktionen im Verdauungstrakt hervorrufen. Wenn Ihr Magen und Darm dadurch sehr fühlbar wird, gehen Sie sehr langsam vor.

Falls großer Ekel entsteht, nehmen Sie die Übung „Das Knieauge" (Lektion 3) und atmen Sie erst einige Minuten konsequent aus dem Knieauge aus, bevor Sie weiterüben.

Sie können die Lockerung für den Mund und den Verdauungstrakt noch weiterführen, wenn sie Ihnen gutgetan hat.

Stellen Sie sich erst einmal hin und schütteln Sie den ganzen Körper zwischen fünf und sieben Minuten aus.

Nun beginnen Sie zu grinsen. Sie ziehen die Mundwinkel so weit Sie können zur Seite und hoch.

Führen Sie das sieben- bis zehnmal durch und lassen Sie die Lippen immer wieder los.

Jetzt spüren Sie bitte einige Minuten in Ihr Gesicht, in Ihren Hals und Nacken, wandern in Ihren Brustkorb, zu Ihrem Becken und Ihren Beinen bis zu den Füßen und verlängern die Zehen (Lektion 9).

Jetzt legen Sie eine Hand auf Ihr Schambein und nehmen die andere Hand als Handschale (Lektion 3), dann atmen Sie langsam und konzentriert mit der Handschale aus, bis Sie das Gefühl haben, dass Ihre Füße warm sind. Verwurzeln Sie zusätzlich noch die Füße.

Beenden Sie die Übung damit, dass Sie Ihre Sitzhöcker verwurzeln (Lektion 3), und massieren Sie noch einige Minuten ganz sanft Ihr Gesicht und Ihren Hinterkopf.

Genießen Sie die Übung und die Lösung der Spannungen in Ihrem Gesicht.

Lektion 12: Die Sonne-und-Mond-Übung

Die folgende Übung stammt aus der taoistischen Lehre und ist schon eine Erweiterung der Maria-Holl-Methode bei Darmproblemen, da sie sehr weit in den Energiekörperbereich hineingeht. Ich biete diese Übung seit ungefähr 19 Jahren in den Kursen an, und es ist erstaunlich, dass über 60 Prozent der Kursteilnehmer sie zu ihrer Lieblingsübung machen und sie unglaublich gern durchführen.

!

Die Sonne-und-Mond-Übung ist eine reine Vorstellungsübung.

Die Sonne-und-Mond-Übung ist eine reine Vorstellungsübung. Falls Sie damit Schwierigkeiten haben, legen Sie diese Übung so lange beiseite, bis Sie darauf Lust haben.

Die Übung geht davon aus, dass alles im Körper miteinander zusammenhängt. Wir heilen oder aktivieren den Darm oder bringen die Kräfte des Darms wieder in Balance.

Sie setzen sich auf einen Stuhl, legen die Hände zunächst an die rechte und linke Hüfte und massieren die Außenseiten der Hüften und die Hüftgelenke. Schütteln Sie dabei immer wieder die Hände aus, bis Sie Ihr Becken fühlen. Klopfen Sie noch einige Male das Becken ab, sodass Ihr Becken wirklich sehr bewusst und wach ist.

Danach klopfen Sie noch Ihre Beine ab. Wenn der Tag sehr heiß oder sehr anstrengend war, dann klopfen Sie an den Außenseiten der Beine hinab und an den Innenseiten der Beine hoch, weil das den Kreislauf wieder in Gang bringt.

Jetzt stellen Sie sich vor, dass sich an Ihrer rechten und linken Hüfte jeweils eine Tür öffnet. Nun steht in Ihrer Vorstellung 40 cm neben der rechten Hüfte eine Sonne und das Sonnenlicht fließt durch die rechte Hüfte in Ihr Becken und weiter bis zur linken Hüfte und dort wieder hinaus. Lassen Sie die Sonnenstrahlen so lange Sie wollen durchfließen.

> **Übung**

> „Sonne und Mond" ist eine der schönsten Heilübungen der taoistischen inneren Übungen.

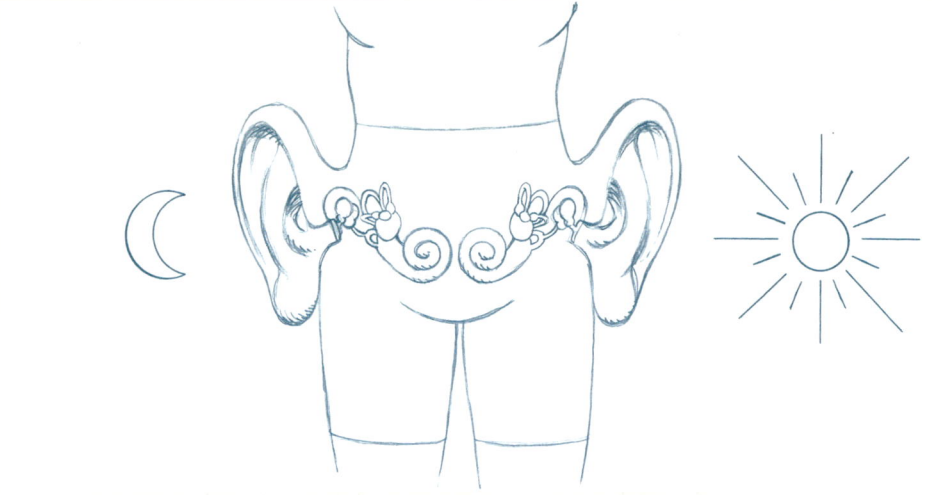

Bei Einschlafproblemen

Falls Sie diese Übung zum Einschlafen benutzen wollen, beginnen Sie damit, in Ihrer Vorstellung die linke Hüfte – wie oben – mit einer Tür zu öffnen und dann die rechte Hüfte. Jetzt steht in Ihrer Vorstellung 40 cm neben der linken Hüfte ein Mond. Nun fließt das Mondlicht durch die linke Hüfte in das Becken und weiter zur rechten Hüfte und dort wieder hinaus. So lange wiederholen, wie Sie möchten oder bis Sie eingeschlafen sind. Das macht den Körper kühler und bringt den Schlaf.

Die Sonne-und-Mond-Übung ist eine der schönsten Heilübungen der taoistischen inneren Übungen. Wenn Sie sie damit kombinieren, dass Sie anschließend noch über die Füße ausatmen und die Zehen verlängern, können sich noch ganz andere Wirkungen einstellen. Sie werden sich in Ihrem Leben besser fühlen.

Kürzlich fragte mich eine ältere Dame: „Bekomme ich durch diese Übung bessere Laune? Ich kann jetzt oft singen und laufe häufig trällernd durch mein Haus." Ja, diese Übung kann auch glücklich machen!

!

Diese Übung kann auch glücklich machen.

Achtsam und bewusst leben

Sie sind nun ans Ende des Selbsthilfeprogrammes nach der Maria-Holl-Methode gekommen. Das bedeutet aber nicht das Ende von Übungen in Ihrem Leben. Es ist auch nicht das Ende davon, bewusst zu essen, sich wirklich Zeit zu nehmen und sich bewusst zu machen: Was esse ich und was ist das Richtige für mich? Nein, es ist der Anfang einer bewussten Lebensführung für Sie. Mit Anfang meine ich, wenn Sie zu einer bestimmten psychosomatischen Störung neigen, ist es wirklich nötig, sich Tag für Tag dafür zu entscheiden, bewusst zu leben.

!

Entscheiden Sie sich Tag für Tag wieder neu dafür, bewusst zu leben.

Ich sage das hier so einfach, führe jedoch seit über 30 Jahren jeden Tag selbst achtsamkeitsbasierte Übungen durch und beschäftige mich damit, welche Nahrungsmittel ich esse, damit ich nicht mehr zunehme. Ich habe keine Darmprobleme, esse aber äußerst gerne und muss sehr genau auf die Nahrungsmittel achten, die ich esse. Genauso muss ich sehr genau darauf achten, dass ich mich genug bewege. Das endet nicht nach drei Monaten, das endet auch nicht nach drei Jahren. Ich hoffe, dass ich diese Bewusstheit erhalten kann, solange ich lebe. Auch für Sie heißt das: Werden Sie immer bewusster und bewusster.

Ich habe im Freundes- und Bekanntenkreis nachgefragt, was das Wichtigste für diejenigen war, die einen Reizdarm hatten oder unter anderen psychosomatischen Störungen litten. Die Antwort: Den Machtkampf aufgeben!

!

Geben Sie den Machtkampf mit Ihrem Körper auf.

Welchen Machtkampf?, fragen Sie hier ganz berechtigt. Ich meine den Machtkampf, den Sie mit sich selber führen. Sie wollen eine bestimmte Person sein, mit bestimmten Verhaltensweisen, einer bestimmten Arbeitsweise, einer bestimmten Art, mit Konflikten umzugehen, und einer bestimmten Art, sich zu kleiden. Doch normalerweise entsprechen wir unseren Vorstellungen nicht. Dann beginnen Sie einen Machtkampf mit sich, Sie wollen anders sein. Der Körper hat wieder nicht so funktioniert, wie Sie es sich wünschen. Ihr Körper hat sich nicht von Ihnen kontrollieren und dominieren lassen.

Eine gute Freundin sagte mir, das Wichtigste, was sie mit ihren Darmproblemen gelernt hatte, war, ihren Körper zu fragen: „Was brauchst du?" Sie können auch fragen „Was brauche ich?", denn Sie und Ihr Körper sind eins. Manchmal erscheint Ihnen das nicht so. Ihr Kopf denkt, was er will, und Ihr Körper macht, was er will. Geben Sie Ihrem Körper die Macht, die ihm zusteht. Lernen Sie, Ihren Körper so zu pflegen, wie er es braucht. Geben Sie Ihre Vorstellungen auf, wie es sein sollte. Nehmen Sie in Dankbarkeit sich und Ihren Körper an.

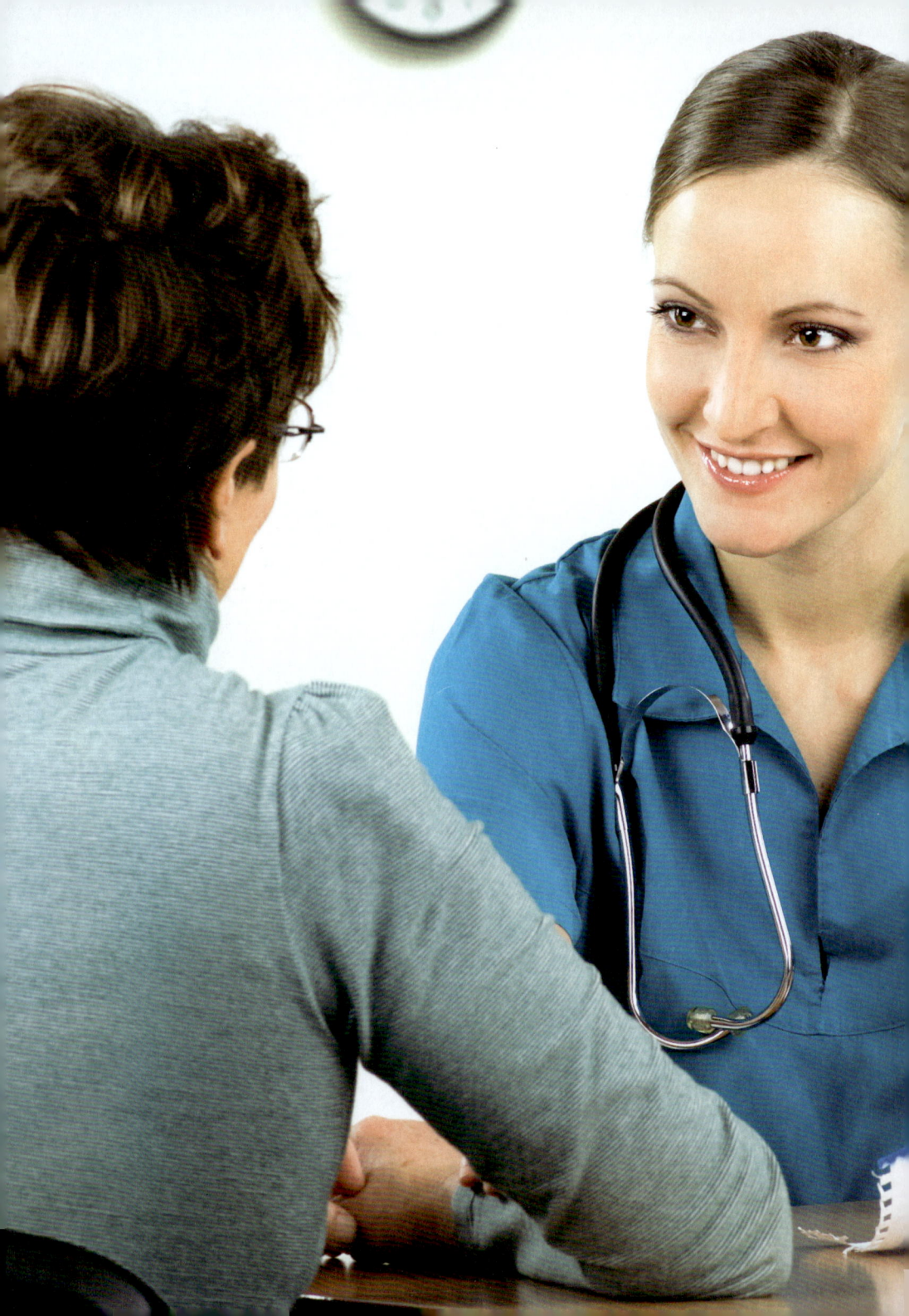

KÖRPERLICHE URSACHEN FÜR DARMSTÖRUNGEN

Die Maria-Holl-Methode habe ich für Patienten mit Reizdarmsyndrom entwickelt. In den meisten Fällen liegt Darmbeschwerden
auch eine körperliche Ursache zugrunde. Diese Krankheiten stelle
ich hier kurz vor. Wenn Sie glauben, an einer davon zu leiden,
zögern Sie nicht, zum Arzt zu gehen. Die in diesem Buch vorgestell-
ten Übungen können Sie dann gern zusätzlich zur medizinischen
Therapie durchführen.

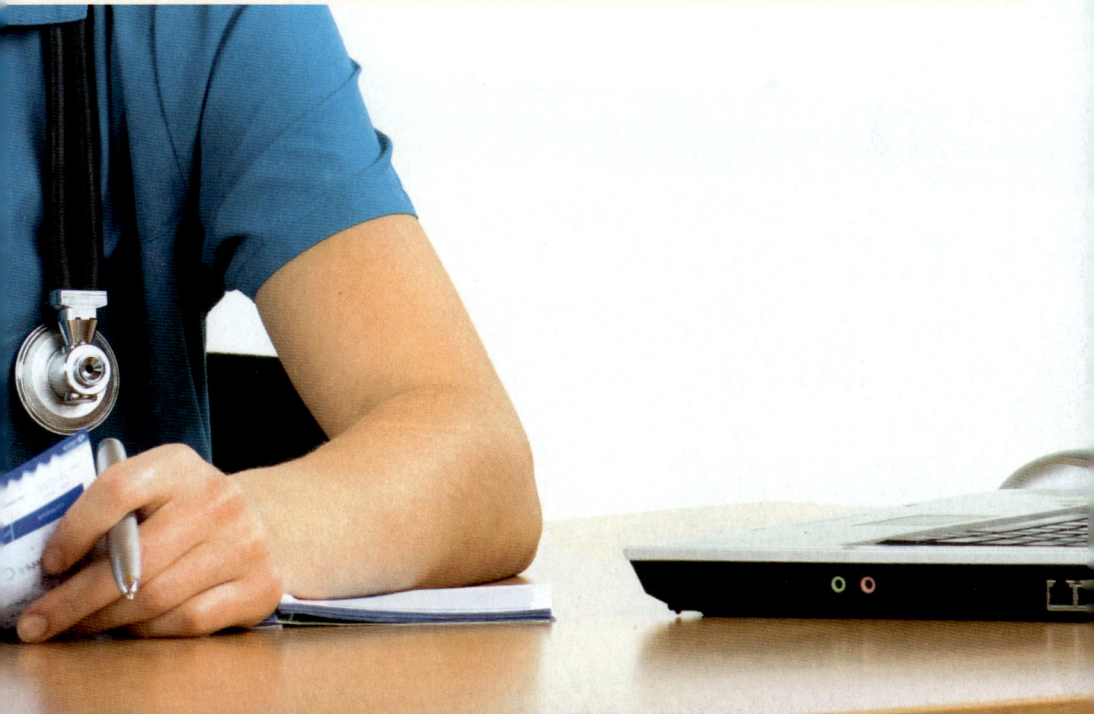

Wenn Sie schon beim Arzt waren und dieser durch eingehende Untersuchungen und Tests eine körperliche Ursache Ihrer Darmbeschwerden ausgeschlossen hat, brauchen Sie dieses Kapitel nicht zu lesen. Vielleicht haben Sie die Diagnose Reizdarm aber auch selbst gestellt und waren mit Ihren Beschwerden noch gar nicht beim Arzt? Dann sollten Sie dies nachholen, denn mit Darmkrankheiten ist nicht zu scherzen. Der Arzt wird dann untersuchen, ob bei Ihnen eine somatische Erkrankung vorliegt, und diese behandeln.

Eine somatische Erkrankung liegt vor, wenn eine oder mehrere der folgenden Symptome auftreten:

- Durchfall als Hauptsymptom
- Fieber
- Blut im Stuhl
- plötzlicher starker Gewichtsverlust
- Darmkrebs in der Familie
- Auftreten der ersten Symptome nach dem 50. Lebensjahr
- Blutmangel
- Entzündungszeichen

!

Unterstützen Sie die Heilung durch die Übungen dieses Buches.

Die folgenden wichtigsten Darmerkrankungen gehören in ärztliche Behandlung. Die in diesem Buch beschriebenen Übungen können aber auch hier eine Heilung wirkungsvoll unterstützen.

Nahrungsmittelallergie

Eine allergische Reaktion wird als Missempfindung bezeichnet, die nach der Aufnahme bestimmter Nahrungsmittel auftritt. Die Reaktion kann durch das Lebensmittel selbst oder durch Zusatzstoffe ausgelöst werden. Eine allergische Reaktion macht sich bemerkbar durch akutes Unwohlsein: Übelkeit, Erbrechen, Durchfall, Hautschwellungen, Atemnot, Juckreiz, Ekzeme. Im Magen-Darm-Kanal können entzündliche Reaktionen auftreten bis hin zu einem anaphylaktischen Schock. Die Allergie zeigt sich hier durch Übelkeit, Sodbrennen, Durchfall oder Völlegefühl, Blähungen oder Verstopfung.

!

Gefährlichste Komplikation ist ein anaphylaktischer Schock.

Ursache ist immer der Stoff Histamin, der durch eine überschießende Immunreaktion freigesetzt wird. Die allergische Reaktion kann schon durch winzige Mengen der allergieauslösenden Substanz, in der Regel Eiweißmoleküle, eintreten. Sie kann sofort erfolgen, aber auch erst nach Stunden oder Tagen.

Als Auslöser kommen alle Lebensmittel in Betracht, die Eiweiße enthalten wie Milch, Eier, Soja, Nüsse, Fisch, Früchte und Getreide.

Eine Allergie wird diagnostiziert, indem andere organische Erkrankungen an Magen und Darm, Bauchspeicheldrüse oder Galle ausgeschlossen werden.

Verdächtige Lebensmittel werden identifiziert, indem man sich eine Zeit lang nur mit einer Elementardiät ernährt, dann nach und nach andere Stoffe in den Speiseplan aufnimmt und dabei die Folgen beobachtet.

Folgendes Vorgehen hat sich bei Nahrungsmittelallergien bewährt: Ernährungstagebuch führen, Lebensmittel selber einkaufen und zubereiten, Stress vermeiden, auf Medikamente achten, keine Selbstmedikation.

Chronische Nahrungsmittelallergie

Eine chronische Allergie entsteht, wenn der Darm vorgeschädigt ist, durch Fehlernährung, Entzündungen, Bewegungsstörungen. Die Folge ist eine übermäßige Durchlässigkeit der Darmwand, ein sogenanntes Leaky-Gut-Syndrom *(engl. leaky* = undicht, *gut* = Darm)*. Die normale Darmschleimhaut lässt nur wenige größere

Moleküle in den Körper, bei einer beschädigten Darmschleimhaut aber können weit mehr größere Moleküle aus der Nahrung und damit auch Allergene in den Körper gelangen. Diese können dann Nahrungsmittelallergien auslösen.

Das Leaky-Gut-Syndrom lässt sich mit einer Stuhluntersuchung nachweisen. Ist das Alpha-1-Antitrypsin im Stuhl erhöht, liegt der Verdacht auf eine solche Undichtigkeit vor.

Die Symptome sind unspezifisch und bestehen aus Unwohlsein, Nesselsucht und Durchfall.

!

Symptome:
Unwohlsein,
Nesselsucht und
Durchfall.

Hier wird der Darm mit einer strikten Schonkost so saniert, dass die Darmschleimhaut wieder ihre normale Abwehrfunktion erfüllen kann. Unterstützen kann man den Prozess durch eine vorübergehende Einnahme von pflanzlichen Heilmitteln.

Milchallergie und Milchunverträglichkeit

An erster Stelle bei den allergischen Reaktionen auf Lebensmittel, die sich durch Darmbeschwerden bemerkbar machen, stehen Milch und Milchprodukte.

Milcheiweißallergie

Eine allergische Reaktion wird durch Eiweißstoffe, die in der Kuhmilch oder in der Milch anderer Tiere vorkommen, ausgelöst. Ein Eiweiß, das Kasein, wirkt besonders stark bei Erwachsenen, ein anderes Eiweiß, das Beta-Lactoglobulin, wirkt im Säuglings- und Kleinkindalter.

In gesäuerten Milchprodukten wie Joghurt sind die Eiweißstoffe durch die Milchsäurebakterien aufgeschlossen und daher nicht mehr allergieauslösend.

Häufig reagieren die betroffenen Menschen auf verschiedene Eiweiße allergisch, sodass sie auf alle Milchprodukte verzichten müssen.

Auslöser bei der Milcheiweißallergie ist, wie bei anderen Allergien auch, eine Überreaktion des Immunsystems. Dadurch werden Antikörper gebildet. Bestimmte Botenstoffe, beispielsweise Histamin, lösen die Symptome aus. Bei Kindern sind die Symptome in erster Linie Reaktionen des Magen-Darm-Traktes und Hautreaktionen wie Neurodermitis. Erwachsene leiden daneben häufig noch an Beschwerden an den Atemwegen (Asthma) und Fließschnupfen.

> **!**
> Bei Erwachsenen bleiben die allergischen Reaktionen meist dauerhaft bestehen.

Treten die allergischen Reaktionen zuerst im Kindesalter auf, können sie sich in den ersten drei Jahren verlieren (bei 60 bis 80 Prozent).

Feststellen kann man die Milcheiweißallergie durch Blutuntersuchungen auf Antikörper. Bei einer gesicherten Diagnose soll der Patient längerfristig auf Milch und Milchprodukte verzichten.

Laktoseintoleranz

Davon abzugrenzen ist die Milchunverträglichkeit (Laktoseintoleranz). Hier ist der Milchzucker (Laktose) der ausschlaggebende Faktor. Er wird normalerweise im Körper verwertet, indem er durch ein bestimmtes Enzym, die Laktase, aufgespalten wird. Diese Zuckerbestandteile werden über die Darmschleimhaut in das Blut aufgenommen. Fehlt dieses Enzym, werden die Milchzucker in den Dickdarm geleitet und dort von den Darmbakterien aufgenommen. Hier entstehen Gase und Fettsäuren als Abbauprodukte, die bei den betroffenen Menschen Völlegefühl, Krämpfe und Blähungen auslösen. Zum Ausgleich wird Wasser in den Darm aufgenommen, was zu Durchfall führt.

> **!**
> Ein fehlendes Enzym verhindert die Aufspaltung des Milchzuckers.

Eine Laktoseintoleranz lässt sich durch einen Test nachweisen: Die Patienten trinken in Wasser aufgelöste Laktose, anschließend wird in der Atemluft in Abständen der Wasserstoffgehalt gemessen.

Der Laktasemangel kann unterschiedliche Ursachen haben. In einigen Fällen ist er angeboren. Entwicklungsbedingt vertragen viele erwachsene Asiaten und Afrikaner keine Milchprodukte.

Störungen können sich aber auch im Laufe des Lebens entwickeln, manchmal als Folge von Darmerkrankungen wie Zöliakie, Entzündungen, nach Magen- oder Darmoperationen oder Strahlentherapie. Wird die Ursache beseitigt, können auch die Symptome wieder verschwinden.

Auch die Laktoseintoleranz erfordert eine Vermeidung von Milch und Milchprodukten, allerdings ist hier keine strikte Abstinenz erforderlich. Es gibt außerdem Tabletten, die Laktase enthalten.

Histaminintoleranz

Der körpereigene Botenstoff Histamin wird normalerweise im Körper mithilfe eines Enzyms abgebaut. Dieses Enzym wird in der Darmwand gebildet. Ist es nicht ausreichend vorhanden oder wird das Histamin zu langsam abgebaut, verbleibt es im Darm und verursacht hier Symptome wie eine Allergie.

Histamin kommt aber auch in manchen Lebensmitteln vor. Wenn viele sehr histaminreiche Lebensmittel (bestimmte Käsesorten, Rohwurst, bestimmte Fischarten, Wein, Sauerkraut) gegessen werden oder Lebensmittelzusatzstoffe oder Medikamente eingenommen, die die Histaminfreisetzung begünstigen, können pseudoallergische Reaktionen ausgelöst werden.

!

Es ist wichtig, bei Lebensmitteln auf Frische zu achten.

Die Histaminose ist nicht angeboren, sondern wird im Laufe des Lebens erworben. Sie kann sich auch wieder verlieren.

Betroffen ist 1 Prozent der Bevölkerung, 80 Prozent davon sind Frauen, da eine Wechselwirkung mit dem Hormonhaushalt vorliegt.

Die Diagnose Histaminunverträglichkeit kann durch eine einfache Stuhluntersuchung gestellt werden.

Für die Vermeidung gelten die gleichen Regeln wie für Nahrungsmittelallergien.

Spätfolgen einer Antibiotikabehandlung

Antibiotika haben die Aufgabe, das Wachstum von Bakterien zu verhindern oder sie zu zerstören. Ihre zerstörerische Wirkung beschränkt sich dabei aber nicht nur auf die gefährlichen Erreger, sondern sie vernichten auch die im Darm lebenden Bakterien, die sogenannte Darmflora, die für die Abwehrkräfte sorgen. Die Darmwand wird damit durchlässiger für Krankheitserreger, besonders diejenigen, die durch die Antibiotika nicht abgetötet wurden. Sie vermehren sich weiter im Darm durch die nun zur Verfügung stehenden Ressourcen und sind gegen die Antibiotika resistent.

> **!** Antibiotika töten auch nützliche Darmbakterien.

Eine Antibiotikabehandlung kann, wie auch andere Faktoren, die zu einer Immunstörung führen, die Vermehrung von Pilzen fördern. Ist der Darm gesund, finden sich dort Pilze in geringer Anzahl. Wird das normale Gleichgewicht außer Kraft gesetzt, können sich die Pilze übermäßig vermehren. Sie reduzieren die Immunabwehr des Darms und können zu einer erhöhen Durchlässigkeit und Entzündungen führen.

Pankreasinsuffizienz

Völlegefühl, Blähungen und Bauchkrämpfe nach besonders fetthaltigem Essen, die nach einigen Stunden verschwinden, können auf eine Pankreasinsuffizienz deuten.

Pankreas ist der lateinische Name der Bauchspeicheldrüse, die neben Insulin für den Zuckerstoffwechsel auch verschiedene Verdauungsenzyme bildet, die in den Dünndarm geleitet werden.

> **!** Pankreas = Bauchspeicheldrüse

Eine Schwächung der Bauchspeicheldrüse, beispielsweise durch Entzündungen, führt dazu, dass nicht genug dieser Enzyme gebildet werden, die unter anderem für die Aufspaltung der Fettmoleküle sorgen sollen. Wenn dies nicht im Dünndarm passiert, gelangen die großen Moleküle in den Dickdarm und werden dort von Bakterien verdaut. Dabei entstehen Darmgase, die unangenehme Blähungen verursachen. Auch Durchfälle können auftreten.

Langfristig vermehren sich diese eiweiß- und fettverdauenden Bakterien, die Besiedlung gerät aus dem Gleichgewicht und das Immunsystem leidet.

Colitis ulcerosa und Morbus Crohn

!

Meist tritt Morbus Crohn zwischen 15 und 35 Jahren auf.

Treten neben Bauchschmerzen und Blähungen chronische Durchfälle mit Blut auf, ist an eine entzündliche Darmerkrankung (Colitis ulcerosa) zu denken. Diese Autoimmunerkrankung kann mithilfe einer Darmspiegelung und der Untersuchung einer Probe aus der Darmschleimhaut diagnostiziert werden.

Bei Colitis ulcerosa ist die Schleimhaut des Dickdarms chronisch entzündet. Morbus Crohn kann den ganzen Verdauungstrakt betreffen, tritt aber gehäuft im Dünndarm auf. Die Krankheit kann auch tiefere Schichten des Darmes befallen.

Im akuten Schub wird schulmedizinisch ein entzündungshemmendes Mittel, z. B. Kortison, eingesetzt. Langfristig können naturheilkundliche Mittel und eine Ernährung mit hohem Omega-3-Fettsäuren-Anteil sowie bestimmte Vitamine und Mineralstoffe unterstützend wirken.

Glutenunverträglichkeit

Die Symptome einer Glutenunverträglichkeit (Zöliakie) gleichen sehr denjenigen eines Reizdarmsyndroms, sodass vor der Diagnose Reizdarm erst einmal eine Zöliakie ausgeschlossen werden sollte.

Reizdarmsyndrom und Zöliakie können leicht verwechselt werden.

Das Klebereiweiß Gluten ist der Stoff, der einen Backteig zusammenhält. Er ist in Weizen und anderen Getreidearten enthalten. Das Immunsystem betroffener Personen erkennt Gluten als Fremdkörper, den es angreift, ähnlich wie Viren oder Bakterien angegriffen werden. Dabei wird auch die Darmschleimhaut des Dünndarms angegriffen und die Darmzotten, die die Oberfläche des Darms vergrößern und die Aufnahme der Nährstoffe ermöglichen, werden stark angegriffen und können fast verschwinden. Dann können die Nährstoffe nur schlecht verwertet werden, was zu Blähungen und Durchfällen führt, aber auch zu Mangelerscheinungen.

Zöliakie gehört zu den Autoimmunerkrankungen. Sie kann auch spät im Leben erstmals auftreten, am häufigsten um das zweite und um das 40. Lebensjahr. In der Regel wird die Unverträglichkeit nicht sofort erkannt, da es eine Zeit dauert, bis der Darm so geschädigt ist, dass die Symptome auftreten. Dies ist auch nur bei 50 Prozent der Betroffenen der Fall. Daher sollte bei Darmbeschwerden immer auch auf Mangelerscheinungen geachtet werden!

Die Diagnose einer Glutenunverträglichkeit ist schwierig, da keine Auffälligkeiten bei Einnahme oder Weglassen des Eiweißes auftreten. Es gibt verschiedene Bluttests, aber ganz eindeutig weisen Gewebeproben aus der Darmschleimhaut auf die Zöliakie hin.

Bei Verdacht auf Glutenunverträglichkeit sollen glutenhaltige Lebensmittel gänzlich und konsequent gemieden werden. Dabei dauert es mehrere Monate, bis sich die Darmschleimhaut wieder so weit regeneriert hat, dass die Nährstoffe ohne Probleme aufgenommen und verwertet werden können.

Betroffene müssen glutenhaltige Lebensmittel konsequent meiden.

ANHANG

Zum Weiterlesen

Chang, T. Stephen: Das Handbuch ganzheitlicher Selbstheilung. Ariston Verlag 1990

Chang, T. Stephen: Das Tao der Sexualität. Goldmann Verlag 1995

Draayer, H.: Das kosmische Auge. Kösel Verlag 2002

Draayer, H. und de Pree, Marja: Finde dich selbst durch Meditation. Schirner Verlag 2007

Grüber, I.: Kinesiologie. Energiebalance für mehr Gelassenheit und Lebensfreude. Südwest Verlag 2009

Härter, S: Berührung – Rhythmus – Heilung. Die Rhythmische Massage nach Dr. med. Ita Wegman. Amthor Verlag 2005

Hauschka, M: Rhythmische Massage nach Dr. Ita Wegman: Menschenkundliche Grundlagen. Margarethe-Hauschka-Schule, Verein zur Künstlerischen Therapie und Massage e.V. 1972

Hoffmann, G: Fußreflexzonenmassage. Wohltuende Massagen mit sanftem Fingerdruck. Südwest Verlag 2009

Holl, M.: Besser schlafen – tief und erholsam. Kamphausen Verlag 2014

Holl, M.: Besser schlafen – tief und erholsam. CD 2014

Holl, M.: Die Tinnitus Atemtherapie. So gehen Sie aktiv gegen Ihr Ohrgeräusch vor. Das Selbsthilfeprogramm von Maria Holl. Schlütersche Verlagsgesellschaft 2011

Holl, M.: Fünf Minuten für mich. 52 kleine Oasen für mehr Energie und Ausgeglichenheit im Alltag. Südwest Verlag 2014

Holl, M.: Tinnitus lindern. Vorbeugung, sanfte und nachhaltige Heilung. Ein Selbsthilfeprogramm. Jopp Oesch Verlag 2002

Holl, M.: Tinnitus lindern. CD 2014

Holl, M.: Reizdarmsyndrom lindern. CD 2014

Holl, M.: Hörsturz – verhindern und lindern. CD 2014

Kurtz, R.: Körperzentrierte Psychotherapie. Die Hakomi Methode. Synthesis Verlag 1995

Lowen, A.: Bioenergetik: Körperausdruck und Persönlichkeit. Grundlagen und Praxis der Bioenergetik. Goldmann Verlag 1999

Lowen, A.: Bioenergetik: Therapie der Seele durch Arbeit mit dem Körper. Rowohlt TB-Verlag 1998

Kontaktadressen

McLion C.: Nature Dreams (Entspannungs-
musik). CD 2013

Müller S.-D. und Weißenberger C.:
Ernährungsratgeber Morbus Crohn und
Colitis ulcerosa: Genießen erlaubt.
Schlütersche Verlagsgesellschaft 2012

Müller S.-D. und Weißenberger C.:
Ernährungsratgeber Reizdarm: Genießen
erlaubt. Schlütersche Verlagsgesellschaft
2012

Uvnäs Moberg, K: The Oxytocin Factor:
Tapping the Hormone of Calm, Love and
Healing. Da Capo Press 2003

Maria Holl, Heilpraktikerin
Klemensstr. 3
D-52074 Aachen
Telefon: 0049 (0)241-51 38 50
E-Mail: info@maria-holl.de
Internet: www.maria-holl.de
Tinnitus-Coach: www.tinnitus-coach.com

**Deutsche Morbus Crohn/Colitis ulcerosa
Vereinigung (DCCV)**
Selbsthilfeverband für Menschen mit
einer chronisch-entzündlichen Darmerkrankung in Deutschland (CED)
Inselstr. 1
10179 Berlin
www.dccv.de

Register

Natürliche Hilfe bei Sodbrennen, Völlegefühl, Reizdarm & Co.

Dr. Andrea Flemmer

Magen- und Darmerkrankungen natürlich behandeln

- Einfache Therapien, die wirklich helfen
- Keine teuren Medikamente mehr
- Mit Ernährungstipps für einen gesunden Darm

Auch als eBook erhältlich

2011. 152 Seiten, 54 Farbfotos
15,5 x 21,0 cm, Klappenbroschur
ISBN 978-3-89993-618-6
€ 16,95 [D] · € 17,50 [A]

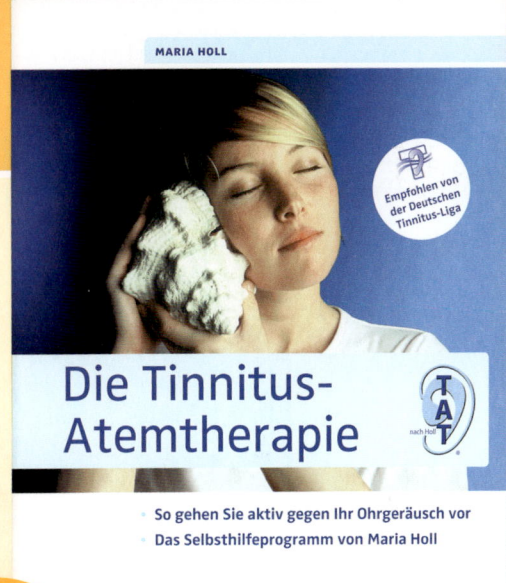

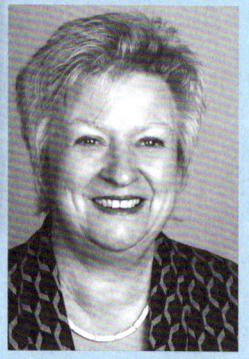

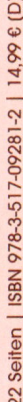

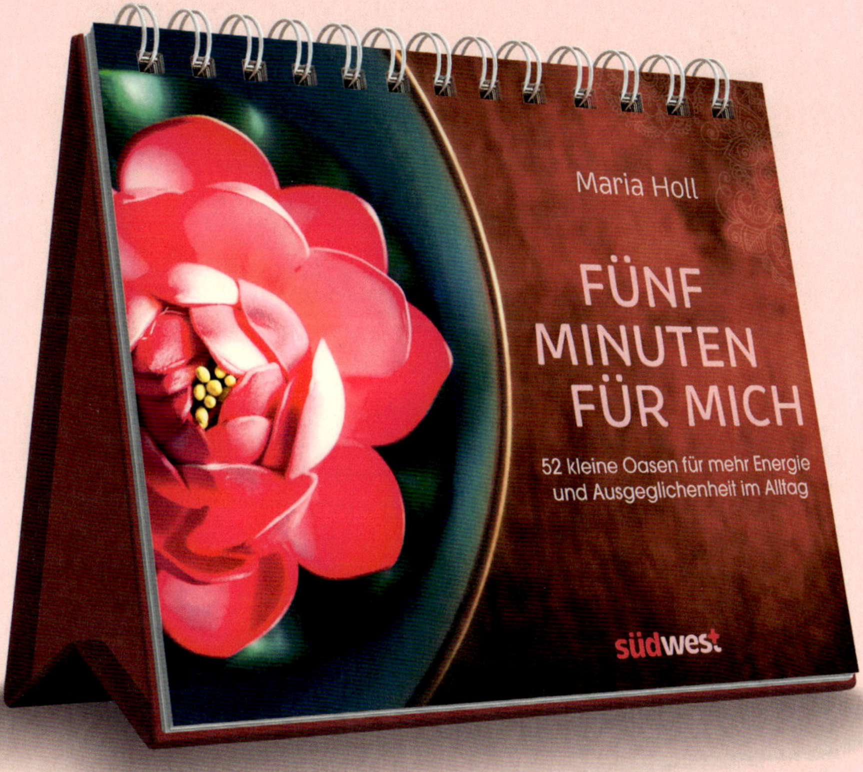

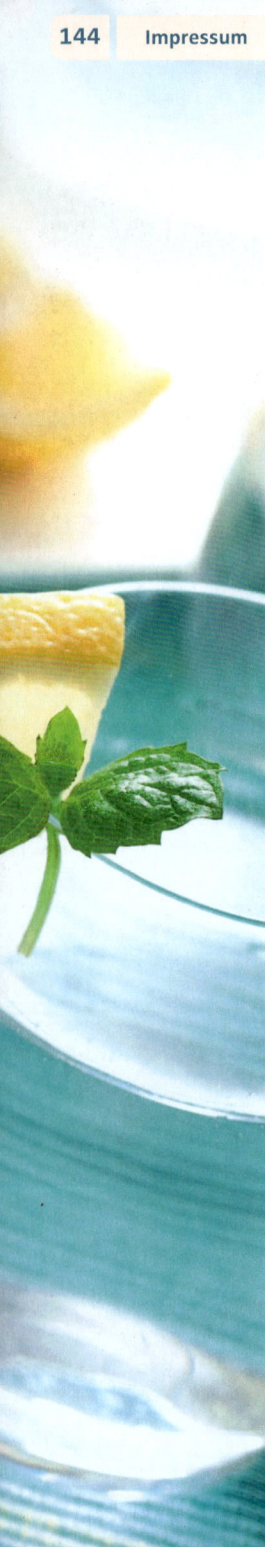

Bibliografische Information der Deutschen Nationalbibliothek
Die Deutsche Nationalbibliothek verzeichnet diese Publikation in der
deutschen Nationalbibliografie; detaillierte bibliografische Daten sind im
Internet über http://dnb.ddb.de/ abrufbar.

ISBN 978-3-89993-851-7 (Print)
ISBN 978-3-8426-8507-9 (PDF)

Fotos:
Titelbild: Mike Kemp/Tetra Images/Corbis
123rf.com: Studiovespa: 1; Richard Thomas: 7; Antonio Guillem: 10;
Cathy Yeulet : 24/25
Fotolia.com: Michael Schade: 2, 5; absolutimages: 8, 9; Silence: 16
iStockphoto.com: blackred: 12/13; GlobalStock: 24/25 ;
Monkeybusinessimages: 35; dnberty: 44/45; IuriiSokolov: 126/127
Illustrationen: Eberle/Agentur Holl

© 2014 Schlütersche Verlagsgesellschaft mbH & Co. KG
Hans-Böckler-Allee 7, 30173 Hannover
www.schluetersche.de

Lektorat: Angelika Lenz, Steinheim an der Murr
Layout: Groothuis, Lohfert, Consorten, Hamburg
Covergestaltung: Kerker + Baum Büro für Gestaltung, Hannover
Satz: Die Feder, Konzeption vor dem Druck GmbH, Wetzlar
Druck und Bindung: gutenberg beuys feindruckerei GmbH, Langenhagen